雖然想死，但卻成為醫生的我

徘徊在生死邊界的急診故事

南宮仁

梁如幸——譯

남궁인

CENTENS

目次

不可知的世界——關於生存

序文

我曾經想過要去死。那是在對死亡感到迷惘茫然的醫學系生的學生時代，腦海中總是有著許多各式各樣想死的念頭盤旋不去。那時，每到了夜晚就像是強迫症般，逼著自己寫文章，那些文字總是像在田野中奮力丟出的迴旋鏢一樣，遠遠地飛出去，但卻又帶著那想死的念頭重新飛回來，做為文章的歸結。那些一篇篇難以閱讀或是令人費解的文字，如果翻開來看的話，會發現寫著自殺的方法，還有自殺的具體計畫，還有許多關於自己一定要死的令人感到羞愧的理由，把這些想死的念頭用文字收藏起來，我成了保有幾百篇「我要去死」紀錄的人了。

在那死亡隧道之中，我艱辛地掙扎逃脫出來，成了一名醫生。將醫生執照放在桌上苦思了幾天，猶豫著這條行醫之路自己究竟是否應該繼續走下去，還是乾脆成為這條道路的逃兵算了，一直難以清楚明確下定決心，就如同目前為止我的生命一般，就這樣萎靡不振又痛苦地度過一段時間。直到離醫院實習醫生申請截止日已經沒剩幾天，我才突然下定決心，要試著與死亡正面對抗，我要試著親手迎接死亡，或是讓死亡從我手中溜走，一定要找出自己對於死亡渴求的根源。

我將申請書寫好交出去之後，馬上就進入一家綜合醫院實習，所有科別都要輪過的一年實習生活很快就結束了，馬上就要決定一輩子要投身的領域了，我在幾個與死亡最為接近的科別中細細思量後，幾乎沒什麼猶豫就選擇了急診室醫學科。

在那裡，死亡活生生的上演，在急診室中，我可以完整體驗到不管是在情感或是體力上都已經到達了極限，必須一天二十四小時都以最平穩的精神工作，一天當中有著數百名病患來到我的眼前，他們在苦痛之中掙扎、哀嚎、苦求著，甚至事實上也即將面臨死亡的威脅。數百名病患的家屬也一起擁入，急診室裡隨時都是慘不忍睹的人間地獄。在這樣極限的環境中，必須要把人救活，而我卻甘之如飴。如果我沒辦法真的死去，我想要試試看自己和死亡的對抗之戰究竟可以熾熱到什麼地步。我選擇了急診醫學科做為這輩子的工作，很快的，住院醫生生活就開始了。

急診室的工作對於肉體上來說真的是無法言喻的吃力辛苦，可以用艱辛地掙扎，或是痛苦地煎熬來比喻是再恰當不過的了。因為過多繁重的勞動與失眠，造成身體上的精疲力竭，而伴隨而來精神、情緒上的痛苦似乎變得不值得一提。每天有許多在精神或是肉體上都已經被逼迫到極限的人來到我的眼前，因為多到數也數不清了，讓我很難與每位患者感同身受。這個道理，適用於每一位在醫院工作的人，在這樣的環境下，讓人變得麻木沒有感覺。當悲傷原因只有一個時，會讓人極度悲傷，精神上的恐慌也是，當原因只有一個時，是令人最為混亂的，但是，過多的死亡與悲傷永無止境不斷發生時，就令人什麼感覺也沒有了。

我必須親自實際地迎接著那不具體存在的死亡，而我仍然有一樣的毛病，稍微打起精神時，就會獨自一人在昏暗的房間裡隨手寫寫東西，或是將自己的感受記錄下來。在肉身即將消逝的巨大苦痛面前，我變得不再那麼敏感。雖然有時面對死亡可以相當冷靜，內心不再興起波瀾，但是即使面對死亡我也一定要入睡體力充足才行，因為第二天的急診室一定又會有不同的死亡在我面前重新上演，如果內心投注太多情感的話，我的身體肯定無法負荷這一切。

試圖自殺的人就像預約好的快遞貨品一樣被送達了，一天大約有五、六名，一年大概一千名左右，像我一樣想要尋死的人多如髮絲。在這些人還有意識時，我會以一個過來人的身分，手裡拿著的不是病歷板，而是輕輕地握住他們的手，小心翼翼用眼神交流表示自己的安慰之意，或對他們說些鼓勵的話，但是，我只是一個每天要面對多到數不清患者，與長期治療無關的急診醫學科的醫生罷了。只能抽出工作的幾分鐘，除了自我安慰以外的意義並不大，並且那些人認為「那件事」只是人生走歪的一段路，要就是不想提到這段經歷，不然就認為那只是短暫走偏，因此離開之後又會馬上重新戴上面具，回到原本的生活。我只不過是一個身體飽受過勞的折磨、輕率的過來人或是商談者罷了，對我來說那是一個混亂的季節。

幾個季節過去了，數萬名的患者、數千名自殺患者與數百具屍體從我身邊與我擦身而過之後，不知走向何處。工作日益上手，對於眼前發生無數次的死亡與悲劇，面對這一切我的情感就像變成銅牆鐵壁一般，漸漸變成刀槍不入的愚鈍。但是，內心深處似乎有什麼東西狠狠地壓著我，那是逐漸麻痺的罪惡感，在我內心深處積結糾纏著，像是無法輕易解開糾纏在一起的結一般，令我無法釋懷。

因此我將這些記錄下來，這些我所目睹的一切事實，但是這些事件需要一些戲劇性，也需要一些加工才行。所以本書所提到的一篇篇故事，內容與事實相符，卻又有所不同。但是我目睹了太多、太多的悲劇，以此為基礎來撰寫，在過程中花了很多時間苦思、重新檢視這些悲傷的故事，也經常淚流滿面，結果不變的事實是，為了寫這本書，讓我苦痛的那部分更加痛苦，但是同時，為了不要忘記這些事件與感受，我持續地將這一切寫下來。

現在各位可以在本書裡看到，曾想要死的我在死亡之中來回奔走的紀錄。

沒有萬一——關於死亡

제 1 장

想死的渴望

一名失去意識的五十多歲的男性，穿著整齊乾淨，身邊有家屬的陪伴，看來像從家裡急急忙忙出來，腳上穿著室內拖鞋，他的妻子臉上表情相當嚴肅沉重，拿出了一個空的安眠藥瓶，是他平常在家吃的安眠藥。不知道這個男子是不是真的整瓶都吞下去了，不管怎麼叫也叫不醒，一動也不動，呼吸急促氣喘吁吁。安眠藥雖然可以讓人睡得很沉，但大部分的情況下，藥效不足以讓人永遠長眠不起。安眠藥原本就是用來讓人入睡，只是無法預測睡眠會持續到何時，有時候也會無期限的睡上好幾天。這名男子有數年的憂鬱症就診紀錄，其他身體檢查倒是沒什麼異常，因此只能等他藥效退了，恢復意識之後，再與精神科做會診，在等待過程中，我向他的妻子詢問：

「這種事是第一次嗎？」

「唉，是的，醫生，這是第一次。」

「聽說你先生有憂鬱症，也有接受精神科的治療啊。」

「是的，看起來有一些憂鬱症的樣子，但是在面對家人或是周邊朋友時，從來不曾顯露疲態，個性也很活潑開朗。身為公務員也盡忠職守做好自己的本分，只是有時候晚上會睡不著，所以才去精神科拿一些安眠藥來吃。但是今天他睡覺的樣子突然看起來很奇怪，我趕快去找安眠藥瓶一看，整瓶藥都空了，所以我才趕快打電話給一一九啊。醫生，他的狀況會怎麼樣呢？」

「幸好吞下的藥沒有致命的危險，服用的量也不足以致死，但是安眠藥本來就是讓人入睡的藥，所以並沒有解毒劑或是其他的藥什麼的，要等到身體自然排解掉藥效之後，患者才會清醒。依目前檢查結果來看沒其他異常，先安排住院吧，等他在加護病房醒來恢復意識之後，再轉到精神科會診病房接受治療吧。」

「好的……醫生，再麻煩您多多關照了。」

每天都會有好幾位差不多情況的患者來到醫院，他們晚上吞下了大量安眠藥，半夜或是早上醒來恢復意識之後，有的辦理退院，有的大發脾氣，說自己只不過是一時的失誤而已，說自己現在的精神狀況很好沒有問題，有的人甚至不願意承認自己吃安眠藥自殺，即使連遺書都已經寫好了，卻大發脾氣地說那只是因為睡不著隨便寫寫而已，急忙在自願出院申請表上簽名後就走了。因為覺得羞愧便扭曲了記憶或是假裝事情沒有發生過一樣，他們重新回到日常生活的位置當中，如常地工作、繼續生活。因此形成了惡循環，雖然醫院形式上留住了他們，但是這些自殺者總是輕易地又再次翻越矮牆，重新回到社會之中。

但是如果失去意識就無法回到日常生活，因此沉睡的時間若太長，就必須移往加護病房，這名男子就是這樣的例子，睡的時間稍微長了一些。

彷彿知道自己會在加護病房醒來一般，這名男子一點也不驚慌失措。的確也是，過量的安眠藥通通都塞進嘴裡吞下去了，如果醒來之後對於身處之地是醫院而感到驚訝的話，這才是一件奇怪的事呢。我接到通知說這名病患已經恢復意識了，所以來到加護病房去看看他的狀況，他的表情就像是睡了一場舒服的覺醒來一般，雖然穿著病患的衣服，卻無法掩飾他這輩子端正有禮的生活方式，身為主治醫生的我做了一些基本的問答。

「覺得現在心情跟身體狀況如何呢？」

「託醫生您的福，醒來以後沒有覺得哪裡不舒服，除了頭有一點點昏昏沉沉以外，其他都很好，心情也好多了呢。第一次躺在醫院的病床上，比想像中的還要舒服呢，呵呵。」

「可以告訴我昨天發生了什麼事情嗎？因為您的狀況看起來的確是自殺行為。」

「啊，有時候不是會覺得有一點憂鬱嗎？大概就是那樣子吧，最近總是整晚沒辦法睡覺，所以開始吃安眠藥，但是吃了還是睡不著，腦子突然打結了，我還有家人呢，得好好打起精神才是。」

「我可以理解，有時候難免會有這樣的想法。不管怎樣，現在心情好多了嗎？」

「是的，醫生，剛剛睡了好覺，現在心情相當舒爽呢。請問什麼時候可以跟我老婆會面呢？我家人們一定很擔心。」

「馬上就到會面時間了，那時候就可以見面了，您現在服用的藥物副作用危險性已經降低許多了，在這期間我們要再觀察一下，要一直到我們判斷危險性完全消失為止才行。現在開始更重要的治療是精神科的部分，今天一同會診的精神科醫生來了以後，會再詳細告訴你之後的治療計畫。現在治療結果取決於你的決心啊，請你一定要加油打起精神，希望能夠一直保持像現在一樣爽朗的心情。」

「謝謝你醫生，別擔心，等一下看了精神科醫生以後，我想要盡快出院。」

「好的，那麼我等一下再過來囉。」

這名男子和其他藥物中毒的患者不同，講話相當有條不紊，條理清楚地回應我的問題。看來對人生還抱有希望，對之後的治療過程配合度也高，這樣溫順的案例並不常見。結束面談之後，有種把他救活不是白費的成就感油然而生，身為主治醫生卻幾乎沒有實際親手治療的患者，只是等時間流逝讓身體自然排掉安眠藥效而已，我負責治療他的時間幾乎都集中精神在做其他的事情，畢竟有著差不多故事的人們總是不停地擁入急診室裡。

第二天和精神科一同會診的情況結果也是，比起其他人更有希望，情形也比較樂觀，疑似有輕度憂鬱症的傾向，原則上要住院暫時留在精神科觀察，但是這名男性患者並不想要住院，但會持續到門診追蹤狀況。我早上到一般病房巡查問診時遇到了這名男性患者。

「昨晚睡得好嗎？今天心情覺得如何呢？」

「不知道是不是吃了太多安眠藥，昨天也睡得很好呢，哈哈哈。頭痛的情況也好像好多了，其實在加護病房時覺得很不舒服呢，現在轉到一般病房來以後，可以看看窗外的景色覺得好像活過來似呢。」

「聽說你有接受精神科的諮商，覺得有幫助嗎？」

「這是當然的啊，精神科那位醫生真的相當親切呢，之後我也會定期來接受治療，我還有家人呢，一定要好好戰勝這一切才行啊。」

「聽說你今天要出院啊？」

「對啊，回家以後稍微休息一下，要趕快回到工作崗位上了，比起醫院，家裡要來得舒服多了。」

泰然自若的神情與口吻，這也是大部分患者的故事，所以我批准了他的出院申請，沒來由的關懷多跟他說了一句。

「我也曾經歷過很多很艱困的過程，但是現在的我已經克服了，所以才能站在這裡照顧生病的人。遇到這種事情，內心有著無法說出口的苦，我當然可以理解的。但是一定可以克服這個難關的，我相信你一定可以找回人生活力。」

他的眼神顯得有些猶疑。

「喔，原來醫生你也曾經經歷過低潮啊，難怪你看起來相當謙遜呢。不管是誰果然都有無法說出口的難關呢，就算不知道別人的傷痛，如果能有一顆溫暖的心，就多多少少可以理解對方的痛苦吧。醫生你能和我說這些，真的讓我更加感謝。」

「不會的，只要能對你稍有幫助的話，我才更加感謝呢。」

我吩咐了一下出院的事情之後，就下去急診室開始其他的工作。不久之後，那名男性病患辦好了出院手續，來到急診室跟我打聲招呼。

「現在要出院啦。」

「是的，我現在要回家了。」

「已經預約了兩天後的精神科門診呢，那時候請你再來一次急診室，因為不知道藥的副作用是否殘留，要做些簡單的檢查。那麼，到時候再見囉。那時候來的話希望能看到你充滿活力的樣子喔，也希望你能放輕鬆一點喔。」

「喔，了解了，謝謝醫生這麼幫忙且照顧我，一定要再來拜訪你的。醫生你也辛苦了，以後也一定要打起精神繼續加油喔。」

他輕輕握著我的手說著，在他的手中，似乎有著一股溫暖的力量傳遞著，看著他快步離開醫院的背影，不同於我平日熟悉的工作，有著完成了另一種不同事情的感覺。

他離開之後，醫院顯得有些冷清，急診室來了擦傷病患兩名，腸炎病患一名躺在那裡，還有一位來消毒已縫合傷口的病人已經回去了，時間如同平時一般快速流逝。

大概過了兩個小時左右，一一九救護車擔架推車推進了急診室，聽救護人員說又是一名自殺的患者，從七樓一躍而下的他，被緩緩地推入冷清的急診室裡，救護車的醫療人員判斷已經不需要做心肺復甦術了，只是為了做最後的確認而送來醫院，就只是單純的移送而已。打開白布確認大體，只要確認一一九救護人員說不需要心肺復甦術的判斷是正確的，就可以送下去太平間，準備葬禮後事。大概每隔幾天就會有一個，以這樣血肉模糊的慘狀來到醫院，用必死無疑的方法結束自己生命的大體。從他扭曲變形吊在擔架外的腿來看，救護人員做的判斷是正確的。

我沒有猶豫地掀開白布，兩條腿的腳踝不僅往不自然的方向扭曲著，其中一個腳踝甚至可以說是垂吊在床外，將患者的腿往上一抬，就像球體關節人型玩偶一樣全身癱軟，又可以折曲，「扣」的一聲，我將他的腿放回原本的位置。按了按他的身體，發出了喀啦喀啦的聲音，左手骨也碎成了三塊，血肉模糊的臉，從左邊顱骨到臉部嚴重凹陷進去，感覺整張左半邊的臉完全不見了。為了正確判斷頭部損傷狀況，我壓了壓軟爛的頭部，仔細確認臉部的狀態。而我，很快的，沒花多久時間馬上就認出了那慘不忍睹面孔的主人。

是他，是那不久前還握著我的手離開醫院的他。

在加護病房睜開雙眼，在知道自己自殺失敗之後，他必須找到更確實執行死亡的方法，多餘不必要的表露可是會搞砸事情的，他暗自下定決心，抓緊最後機會使出渾身解數發揮出生平最棒的演技，身體中湧出想死的渴求，刻不容緩。也許在病房裡躺著的時候就已經計畫好這一切，帶著這樣的念頭撐到最後的一刻。

他讓醫護人員安心順利讓他出院，也讓家人看到他的模樣得以安心，他一邊聊著今天要舉辦的家庭聚會和晚餐的菜單，一邊親自開著車回家。他的家是在走廊型公寓[1]的七樓，告訴家人他先回家休息一下，這是他人生的最後一刻了。他從那個位置，那個最後他所在的場所，自家門前的走廊，絲毫不猶豫地躍身一跳。當他的雙腳落在空中的那一刻，想必他肯定覺得自己這次一定會成功吧。

他尋死的渴望巨大到無法臆測，反而看起來就好似渴望地想活下去，他並不是戴上面具走出去的人，而是戴著面具進來的人。

◆

在那之後，有好長一段時間我總是在虛空之中看到一張左側碎裂的臉，他的嘴就像屍體一

1 譯注：走廊型公寓是與同一層公寓共用一條走廊，每一戶的大門都是以同一方向面對共用走廊。

般慘綠，閉得緊緊的，整張臉顯得不完整。但是有時候，那剩下的半邊嘴會對我說話，他說人際關係才是真正的地獄，託我的福，他在地獄[2]裡過得很好。我既是一位放任他死亡不負責任的醫生，也是一位曾企圖自殺的經驗者，我在這樣的事實中感到徬徨。反覆思量對他的治療過程的每一瞬間，不管怎麼怎麼做都不覺得有辦法能將他救回來，但是這麼一來的話，我也找不到理直氣壯繼續生活下去的理由，沒有任何東西或是事物可以阻擋如此深沉的憂鬱與一心求死的強烈渴求，這事件難道不是在暗示我未來命運只能眼睜睜的看著這些既定的悲慘結局嗎？我感到我內心深處有如火焰一般蔓延擴散的憂鬱與渴求。憂鬱，果然是有著各式各樣惡魔的臉孔，而且我們無法得知那憂鬱深淵的盡頭到底在哪，自己都無法了解自己的處境，又怎麼能判斷他人的深度呢？

從未像那時一樣對死的渴求如此強烈，在那深淵中，我總是和那只剩半張臉孔的人一起吃飯、一起聊天，繼續不停的工作，無法停止下來，人群也不斷、不斷擁入，我獨自發現他們的面具，暗自大大吃驚，無止盡的感到恐懼。這個故事對我來說像是留下了一個象徵，是如此的致命，我將永遠懷抱著這件事繼續活下去。

2 譯注：在許多宗教信仰中，自殺的人會下地獄。

제 2 장

不幸的開端很平凡

醫生是科學家，科學家將既定的事實，以及累積下來的資料為根據來做理性的判斷。而醫生也是以學術性的統計與長久累積下來無數的證據及案例為基礎，導出最適當的結果，讓這個結果能夠適用一般人，用在有著數不清多樣性，而且彼此之間不可能完全一模一樣的人們身上，因為醫生是科學家啊。

◆

不幸的起點是很平凡的，不幸總是隨時隨地在不引起任何人注意的那一剎那突然找上門來。這名女子和其他交通意外死亡的患者沒有不同，在一陣吵雜混亂之中緊急送來急診室。穿著被汗水浸溼橘紅色制服的救護人員是如此的崇高，他們帶著激昂的眼神，一位推著患者的擔架推車，另一位則是一面按壓著躺在擔架上病患的胸口，一面飛奔而來，一面大喊著「心跳停止」。熙熙攘攘吵雜的人群往一旁讓開，似乎在我站的地方畫上了一條白色的線一樣，讓出了一條路出來。但是不管是誰來，我都是絕對無法讓開的那個人，生命跡象逐漸消失的人像是被吸到我的面前，逐漸靠近。接著，開始了無止盡的責任，這樣的過程到目前為止，仍舊相當平凡。

一位大約四十多歲的女性，交通意外，如果在這年紀就離開世上的話真是太早、也太可惜。外表看起來並沒有發現特別的外傷，但是到院時已經處於心臟停止的狀態了，而且推測她死亡時間過了好一陣子，已經無力挽回生命，毫無轉圜餘地。

沒辦法全然放棄，我的身體就像機器一樣開始運作，插管、確認靜脈，施給各種急救藥物，也繼續按壓胸腔做心肺復甦術。快速地做了一連串基本的急救處理後，為了要找出原因我開始收集各種蛛絲馬跡。先生駕駛車子，妻子坐在副駕駛座上，開車途中發生車禍，坐在同一輛車子的先生雖然處於精神恍惚的狀態，但奇蹟似的不僅活著，而且還看起來沒受到什麼外傷跟在擔架推車後面。

「車禍發生在偏僻的國道上，晚上國道本來就很暗，只靠車頭燈開車，而且是蜿蜒的山路。可是突然之間，不知道是不是河麂[1]？嗯！一定是河麂沒錯！突然跑到路中央，可能是反射性動作用力地打了方向盤，所以車子整個搖晃得非常劇烈，接著車子撞進了車道旁的溝渠

1 譯注：鹿科動物，生活於山地、草坡灌叢、草坡中。

裡，我只記到這裡了。醒來時，是救護人員來了把我叫醒，我沒事地清醒了，但是救護人員卻說我太太沒有脈搏了，然後就是現在的狀態了。」

緊緊綁著長髮，穿著休閒的丈夫陳述的過程大概如此。他看起來好像沒辦法接受這個狀況，顯得手足無措，看起來相當焦急，他所說的內容也顯得沒有條理，令人摸不著頭緒，必須要好好綜合一下這起意外事件才行。醒來之後突然聽到妻子死了是這樣的感覺嗎？會如此困惑慌張嗎？

救護人員接到其他用路人報案，說看到一輛車子發生意外困陷在溝渠之中。到了現場發現車門上鎖，只好打破窗戶，確認車子中兩人的狀態，發現女性患者已經呈現心跳停止，趕緊做緊急醫療處置，送往醫院途中不停地幫她做心肺復甦術直到醫院為止。他們說因為發生在偏僻的國道旁，而且還打破車窗把人抬出來，需要在現場做些處理，所以花了比較多的時間才到達醫院，更可惜的是因為不知道從發生意外到有人報案，這段過程到底有多久，救護車送到醫院已經過了五十分鐘左右，心臟停止跳動約足足有一小時以上，雖然沒有心跳一小時，放棄急救也是可以，但是考慮種種綜合變數，我不認為這是一定得要放棄的情況，所以更加卯盡全力，做了幾次的電擊除顫（幫助心室纖維顫動或是心房顫動恢復正常的方法），滿身大汗醫師袍都溼透了，大約過了三十多分鐘的急救之後，這名女性患者終於恢復心跳了。

「沒時間了，我快速地講一下請仔細聽好。現在你太太恢復心跳了，所以現在開始我們要找出真正的原因，也要再檢視外傷的部分，但是就算找到原因，也沒辦法保證能夠救回你太太的性命。」

「啊……可……可以救……救活的意思嗎？醫生您是說可以跟之前一樣活下去嗎？」

「現在沒有辦法向您保證，現在什麼狀況都還不清楚，我沒辦法跟你保證無法預測的狀況。」

我仔細觀察這位恢復脈搏心跳的女性患者的外傷部位，但是即使再一次仔細檢查，還是沒有發現有任何足以致死的外傷，但即使沒有外傷，長時間的出血或是腦出血，還是容易致死，我非常清楚這樣的危險，所以馬上決定照全身電腦斷層掃描，找出致死的原因才能阻止死亡的發生。拿到了電腦斷層掃描繳費單的丈夫，不知道是因為重新燃起希望，還是已經感到萬分絕望，像是失去方向感一般，一邊簌簌發著抖，一邊走出急診室。

三十分鐘後收到的電腦斷層掃描照片上什麼也沒有，完全沒有任何出血點，而且在那三十分鐘之內，因為腦部損傷的關係，女性患者心臟又再度停止跳動，我趕緊做了緊急處置，讓她再度重返這個世界，她確確實實正走向死亡。

情況令人摸不著頭緒，致死原因除了腦出血、出血過多，或是其他主要內臟受損，幾乎沒有其他外傷可以造成死亡，不，事實上說沒有也是無妨，但是，眼前卻有一位生命一點一滴消逝的患者，會造成這種情況一定有原因，肯定是我漏了什麼，或一定還有著我所未能經歷的死亡世界[2]，因為死亡的世界是我們無法充分了解的。但不管怎麼樣，我現在都必須立刻救治這名女性患者，她現在的狀況是如此危急，如同風中殘燭般，即使微風也能將她生命最後的光亮吹熄。

神經外科和一般外科已經正式拒絕這名女性病患住院，如果找不出原因，他們便不願意介入，他們放手的話，我就只能以急診醫學科的名義讓她住院了。用急診醫學科名義住院的患者，通常都是無法說明的意外、自殺，要不然就是致死原因不明，而這些住院的患者大部分都無法脫離意識不明的狀態，所以到最後還是無法發現原因。我打開電腦螢幕，輸入住院指示，在主治醫生的欄位填上我的名字，從現在開始直到最後一刻，她將與我一起共同奮戰。

已經過了午夜時分，聽到她不幸消息而齊聚在一起的親友們，有姊姊、姊夫，年紀尚幼的兒子和女兒，還有一些無法猜測到底是什麼關係的親戚們，幾十人帶著沉痛的表情聚集在一起。看著他們全身不協調的穿搭以及皺巴巴的鞋子，就可以說明他們是多麼倉皇急促地趕到這裡了。他們有的頭靠著頭彼此相倚哭泣，有的癱軟無力坐在那。即使只是站在這一群沉浸在悲傷的人們面前，都會感受到周遭沉重的氣氛，恐懼在此流動，這時，我打破沉默開了口：

「我是她的主治醫生，也是患者被送來醫院一開始幫她做醫療急救的人，雖然之前已經跟

2 譯注：原文指的「未經歷死亡世界」指的是自己從未接觸過的罕見疾病。

她的先生說明過了，但是患者現在還能活著就已經是奇蹟了，因為送來醫院的時間已經過了太久，而且處於非常危急的狀態，所以沒辦法給你們任何保證。現在也還沒辦法釐清確切的原因，她一點出血的狀況也沒有，這相當罕見，從現在開始，我最主要的任務，就是找出到底是什麼原因讓她變成這樣，她來的時候心臟已經停止跳動，事實上現在她的生命跡象也的確逐漸消失中。」

「這是有可能的嗎？那麼醫生的意思究竟是她死了呢？還是活著呢？」

「你們感到困惑是可以理解的，我也是，這種死亡是令人相當無法理解的。雖然是陳腔濫調，但我一定會盡我的全力，首先先讓她活下來就是最首要的任務了。」

向家屬們委婉地解釋完之後，他們有的聚集在一起窸窸窣窣地小聲討論著，有的彼此抱在一起放聲痛哭。要接受親人的死亡是一件相當痛苦且不容易的事情。而且這個病例也令我感到十分困惑。首先，因為患者沒有內部出血，所以先採取二十四小時低溫治療，刻意降低患者的體溫，使心肺受損情形能夠降到最低，身為主治醫生的我必須繃緊神經在加護病房裡繼續監控患者的狀態，向家屬們說明了這個治療方法後，就先在急診室裡降低體溫並做其他基本處置，因為身為主治醫生，沒辦法立刻從急診室去到遙遠那端的加護病房，如果主治醫生沒有陪在患者身旁的話，患者的情況很快就會變得不好，可是我手頭上還有其他幾名病患，從這個午夜開始，我和這名女性、詢問她情形的家屬們，以及其他病患的不幸一起奮戰，度過一個相當艱辛的夜晚，喔，不，是硬撐過去。

一整晚沒睡，在急診室中苦撐過一百多名病患的我，現在得上樓到加護病房，因為我還得去向其他病患捐出我的下班休息時間，我暗自決定，救活這名女子之前，或是直到完全失敗為止，不打算回家了。其實，無論如何我都想親自負責這位已可預知即將死亡的病患。從急診室工作脫身的我，看著移轉到加護病房病患的臉，開始陷入苦思。

「即使沒有出血，如果腦神經的軸突（axon，神經細胞之細胞本體長出突起）突然受到撞擊，也會造成心跳停止的情況，但是如果是這樣，看起來也太乾淨了，這樣也會死掉嗎？如果撞擊時從心臟側邊被撞擊到的話，也可能會造成心律不整而死亡啊，危險的瞬間受到外力的衝擊，當然會造成迴路上的混亂，這樣的情況雖然很罕見，但是還是有案例的。難道，真的是這樣特殊病例的患者找上我嗎？」因為睡眠嚴重不足，身體開始覺得疲憊，一股倦意席捲而來，但是我一邊看著患者，一邊翻找外傷性心律不整的相關論文，找到了其他死亡可能性的相關病例，沒有不可能的事情，因為就在我的眼前，有著這樣的案例。

病患的臉已經腫脹得不成型了，經歷這種事情的人漸漸轉變成重症患者該有的模樣。但是她的生命跡象已經過了危險期高峰，經過低溫治療已有穩定的趨勢。心想：「再這樣下去很可能變成植物人啊，但不管怎樣什麼都要試試看。」於是我獨自一人關在急診室裡一個昏暗的休息室中。

安靜無聲的我的手機，每隔三十分鐘或是一個小時開始鈴聲響起，我下了一些適當指示，暫時閉上雙眼小憩一番。如果去了隔壁大樓的加護病房確認那名女子的狀況，取而代之的是沉浸在哀傷中的苦惱，在家屬休息室中用餐、小睡等待的十多位家屬們，馬上飛奔過來詢問患者的狀態。我告訴他們我已經盡全力了，那名女子的狀態算是有些穩定了。但他們還是質問我到底為什麼會這樣，甚至不滿地對我發脾氣，一面卻又苦苦哀求我一定要救活她。在那段時間裡，只要他們一聽到我的腳步聲，就會立刻跳起來飛奔擁向我，完全倚賴我，連想要稍微打個盹也沒辦法。於是我繳還的休息時間就在她走向死亡的氣色之中，如此度過。

又到了我值班的時間了，新的病患們果然不出所料蜂擁而至來到了急診室，當然也不能有任何一點疏失，但因為睡眠不足的關係，我的確精神有些恍惚。結束低溫治療之後，又在這個世界上多撐了四十多個小時的她，悽慘的樣貌，已經與其他加護病房中的重症患者沒什麼兩樣，顯得又腫又暗沉。拚命抓緊一線生機，好不容易辛苦地撐過一天，現在要再撐下去真的是太過於勉強了，這名女子的生命跡象就是如此，原本說狀況稍微穩定的急診室電話，現在來電卻是明確告知有危險，而且來電頻率也逐漸增加。

滿兩天了，這名女子再度面臨心臟停止跳動的威脅，我一接到電話馬上放下急診室手邊的工作直奔加護病房。加護病房位於隔壁大樓的三樓，我卯足全力邁開腳步快速飛奔，爬樓梯時一次跨三格階梯，用我最快的速度，精準地來說，我花了兩分十五秒到達了加護病房。我挺著微微顫抖發軟的雙腿為那名女子做心肺復甦術，她的脈搏重新跳動了。「不可以，現在還不是你該走的時候。」在醫院裡撐了兩天幾十位家屬們一聽到我的腳步聲，馬上起身全都擠在加護病房門前，一點都沒有準備就跑過來的他們模樣，就跟我一樣邋遢，臉上清清楚楚寫著疲憊的神情。我帶著一副精疲力盡的表情走出加護病房外，他們馬上向我下跪問我到底發生了什麼事情。

「剛剛她心跳停止，但是現在先救回來了，勉強從死神手中搶救回來了。」

家屬們一聽全都哭出來了，之後稍微安心，不，是感到相當困惑與混亂。

「醫生，到底是怎麼一回事呢？現在找出原因了嗎？你是說她可能馬上就會死了嗎？」

「我現在只能先盡全力將她救回而已，我想應該是罕見攻擊心臟或是腦部的致死病因，沒有其他方法，只要患者能夠繼續撐下去，我都會盡我全力去救她的。」

我開始看到曾經美麗的她死掉的幻影，電話每隔二十分鐘就會打來，告訴我她的狀況危急，或是沒有生命跡象，所以只要一接到電話，即便我在巡診中，也會丟下聽診器飛奔而去；即使在幫其他患者做縫合，也會放下針線，快速飛奔。這樣全力奔馳的情況又再發生了三次，每當這種時候，沒有睡覺在一旁等待著的家屬們全都又跳了起來，就像是我的信徒一般追了上來，聽到了患者死了又被救回的話之後，全都心如刀割一般悲傷地相擁而泣。我被極度的疲勞籠罩著，如果稍微打盹的話，就會夢到我抓緊這女子的生命之線用力地往上拉，或是使勁抓住她的後頸要救她，同時不知往哪裡不斷跑著，然後一身是汗地驚醒過來。或是夢到電話響的夢，覺得應該是在做夢而醒來後，電話真的響了。比起報告患者情況，我拜託加護病房先告訴我是不是要跑，如果告訴我要快跑的話，起跑之後在路上用電話一邊跑一邊聽患者的情形，因為必須節省時間，只要電話一來，我就開始一邊往加護病房跑去，一邊接電話聽匯報。

精神上的疲倦讓我身心俱疲，死亡讓我神經衰弱，感覺我的腦子像是熱水般滾滾沸騰。那天晚上有個因為意外全身骨折碎裂的病患在急診室悲慘地死去，我親口宣告了他的死亡，都還沒收拾好情緒打起精神時，又接到了第五次的緊急通知，再度邁開大步奔馳而去。那是一個寂靜的深夜，只要發出砰砰腳步聲，光聽到腳步聲就會猜測是不是又發生了什麼不幸事件，全部人都會往聲音方向看去，我獨自一人跑去，再度將那名女子救活。

「再次救回來了。」但是現在家屬們看起來不是感到安心，而是漸漸地看起來像是快瘋了一樣。

我在二十四小時不斷擁入病患的急診室裡，勉強艱苦地硬撐，好不容易熬到第二次休息時間，但我又將它貢獻出去了。全身插滿粗大管子、投注各種藥物、人工呼吸器，也經歷過幾次心臟停止的這名女子，現在變成全身發青的屍體般，我重新將家屬們齊聚一起，我認輸了。

「應該沒辦法救活了，雖然是這樣的結局，但致死原因仍然不明，只是結果無法改變。從某一瞬間開始，我能做得就只是讓她撐過當前的死亡罷了，其他則是束手無策，現在甚至要將她救回來都是非常困難的事了。」

雖然家屬們哭了又哭淚流成河，但現在像是擠出自己最後一絲力氣、撕心裂肺地痛哭失聲，抱著幾天沒洗的油頭，緊緊抓扯著自己髒汙的衣服，籠罩在一片極度悲哀之中。我雖然感到同情，卻因為飽受過度疲勞之苦，只是發楞地看著他們，之後就窩回急診室裡一間不會有陽光照進來的小房間裡。為什麼死亡開始的場面和結束的場面會有所不同呢？這樣不起眼的小錯誤也會造成死亡降臨嗎？腦子像凌亂糾結的線團混亂無比，心臟快速跳動令我作嘔想吐，我無法入睡的時間就如同這名女子闔上雙眼的時間一樣長，現在，只能等候死亡的到來了。

失去希望的當晚，看到我總是第一個跳起來跑到我面前，也總是第一個就哭的大兒子要求和我談話，之前已有過幾次談話，現在也只是將之前所說的再反覆告知罷了，所以我接受了談話請求，如果現在談話能夠對家屬有所幫助的話，身為醫生的我當然該這麼做。大兒子因為沒洗澡也沒睡覺，臉色看起來不是普通地差，瞪大的雙眼總是布滿了血絲，母親的生命即將消逝的當下，他看來無比哀痛、悲戚。為了要在安靜的地方談話，所以我們進了診療室，我進了診療室將門關上時，他突然開口了，不，是大聲吼叫。

「是那個王八蛋，一定是那個王八蛋。」

「嗯？你說什麼？」

「那個男的，那個王八蛋不是我們的爸爸，他是我們的繼父，我們的親生爸爸已經去世了，媽媽後來遇到那個王八蛋。那個王八蛋一開始的行為就很奇怪，我們全家人都反對，可是媽媽就好像著迷般還是跟他交往。那個王八蛋的行為舉止從一開始就令人噁心作嘔，看起來動機不單純，發生意外以後才知道，那傢伙幫我媽媽保了五、六個保險啊。沒錢的傢伙竟然投保了高價昂貴的保險。媽的！殺人魔王八蛋，一直假裝自己是個被害者一樣黏在醫生身邊，害我沒機會跟醫生你說。那個傢伙的樣子實在是太令人作嘔了，實在是沒辦法再忍耐了。醫生你想想，除了那傢伙所說的話以外，有發現什麼嗎？什麼都沒有不是嗎？不是連死因都不知道嗎？那個王八蛋一定是殺人魔啊，我媽死掉的話，我要把那個王八蛋碎屍萬段，無論如何我一定要把真相挖掘出來，讓他死無葬身之地，醫生請你一定要幫幫我。」

突然之間，原本我渾沌不清的腦袋，發出了一道光芒，像是找到最後一塊拼圖一般，現在事情的前後就說得通了。這是比任何事都來得殘酷的犯罪啊，是殺人啊。那殺人魔和我講話、痛哭失聲，對計畫裡沒考慮到的情況感到一抹不安與擔憂，想起他曾問我醒來之後能否活下去，那不是對死亡感到不安，而是對於生存感到害怕。而且理論上來說，坐在交通意外死者身旁的人竟然好好的一點事都沒有也很奇怪，如果這樣推論，肯定會被發現殺人的方法，證明的方法只有驗屍了，但為了搶救這名女子的性命，這三天裡我盡心盡力，努力抓住她的生命跡象，用了各式各樣的藥物、插管治療，如此一來，證據早已全部消失了。現在就算驗屍，或是用其他辦法都無法揭發事情的真相了。對她，我太過度努力，我確信已無法在她身上找到任何一點謀殺的痕跡。

身為科學家的我，沒有想到會有謀殺的可能，必須相信他的證言。我只是負責宣告死亡的判官，對其他問題幾乎沒辦法做判斷，那麼我成了被害者嗎？如果不是，那麼我是白費力氣之後，反而抹去真正死因的犯罪者嗎？如果連這個也不是的話，那麼我是和殺人犯說過話、親切地和他面談的共犯嗎？我到底做了些什麼？殺人犯就在我的眼前，我卻只是不停翻找醫學期刊和論文？嚷著不知道死因？如果連這都不是的話，我所做的，充其量不過就是每次盡力奔跑？

她邁向生命盡頭的場面與死亡的場景互相交錯纏繞，讓我的腦子一片空白無法思考，但情形是如此明確，我像是犯下殺人罪般，心情如此鬱悶沉重地不斷向下墜落。

「好，我會賭上我的所有，把我所看到的、我所記錄的做為呈堂證供。就像一直以來你相信著我，所以這個部分你也可以信任我。」

我精神上感到十分恐慌，連站著都覺得吃力，而且很快地，我放棄了這位病人的所有一切，將病患轉給一頭霧水的後輩，開車回家了。主治醫生放棄離開之後，病患也無法久活，大概過了一小時左右吧，下班的馬路交通壅塞，在昏暗的燈光之中，我停下車子接到了後輩的電話，告訴我她死了。我交代後輩在死亡診斷書上寫下「死因不詳」，掛了電話之後，我哭了，一開始無聲地淚流滿面，漸漸地變成聲嘶力竭地放聲痛哭。我砰砰砰用力地跺腳，捶打著方向盤和儀表板，觸手所及的東西全都抓起亂丟用力發洩，嘴裡吐出無法理解的悲鳴與髒話。

瞬間，我用力緊咬我的唇，下定決心我要變得更加不幸。比起現在世界上最不幸的人，即使只有一點點，都要比他更加不幸，我堅定地，下定決心。

제 3 장

關於死亡

「只剩下一個月的時間，不太可能更長了。」

他是膽道癌末期患者。因癌症病逝的人，依他們抗癌的過程大致可以分成兩種類型，第一種類型是一直沒什麼大毛病過得不錯，突然有一天癌症發病，緊接著進行一連串的積極治療之後，還是過世；另一種則是在癌症初期就發現了，幾年下來把肚子打開又縫合，在「或許還有希望」以及「果然是這樣」的挫折中交錯，吞下去的抗癌藥物、止吐藥以及其他必須要吃的噁心的藥量比起吃下去的飯還多，結果在醫院裡費盡力氣，最後在癌症中逐漸凋零。

這個病患的情況是後者，常年抗癌的結果，年紀已高屆七十的他，肚子上有一條已經癒合的長長開刀疤痕，以及非常乾癟、瘦到只剩皮包骨的身軀，幾年下來看起來都沒整理、一頭凌亂的蒼蒼白髮，泛黃的肌膚正說明了這人的健康狀況，癌細胞在他身體裡不斷恣意成長，又成長。施打抗癌劑幾年下來，也只覺得噁心反胃，打了抗癌劑回到家後，他不斷嘔吐也沒辦法做任何事情，只能久臥在床。嘔吐稍微停歇，就沉浸在再這樣下去自己好像就快要死的感覺裡，果然還是什麼事都沒辦法做。「現在已經沒剩任何部位可以割除了，沒辦法再幫他開刀，看狀況只能再活六個月了。」接下來的六個月他就只能抱著肚子，和他人生後期的同伴者——抗癌劑——一起攜手度過人生最後的時光，為了掌控生命，癌細胞擴散所引發的痛症，身體也漸漸習以為常了。撐過原本被宣判只剩六個月生命期限的他，得到的只有從肚子擴散到全身的疼痛，就只有這個而已。雖然多活了六個月，沒有任何人可以告訴他該視那疼痛為一種祝福，還是看做是另一種不幸。在治療癌症的過程，身邊的人全都離他而去，只是在等待著他的訃聞罷了。他獨自一人，也許只有疼痛和癌細胞可以說是他的同伴，但因為全身籠罩在劇烈疼痛之下，似乎連思考這個問題都不需要，他拖著那沒剩多久時間的身體來到我的眼前。我不知道這個讓人痛不欲生的疼痛究竟是如何，也完全沒辦法猜測，只是一直反覆地說，「只剩一個月了。」即使他被告知死亡即將到來，苦痛即將結束，依舊面無表情地，完全沒有顯露出一絲絲失望的神情回答：

「我也知道，我也以為只要過了六個月我就會輕易地死去了，現在開始真的是賺到的人生啊，雖然目前為止都像活在地獄，但是我還是想把這段日子認為是多賺的。醫生啊，你說我剩下一個月，但你其實也不知道，不是嗎？我可能明天就會立刻死掉，因為我現在實在是痛得受不了啊，我也很清楚你現在沒什麼能幫我的，因為如果有一百位醫生，一百位都會這麼說。其實，就算說還有很多治療方法這類的話，我也不喜歡，但實際聽到沒辦法幫我做任何治療時，感覺也不是很好。反正，痛得要死的我又能怎麼辦呢？真的覺得快要死了，我又沒有家人，除了癌症，什麼都沒有，除了來醫院，我還能做些什麼呢？」

「我也知道你的痛症是無法治癒的，說來有些慚愧，我只能幫你減去一點點疼痛而已。已經撐過六個月了，希望你別只看到地獄，試著轉換念頭，把它想成這些日子是天上掉下來的祝福吧。有很多人連你現在經歷的痛症都沒辦法感受就死去了，諷刺的是，那些人所期盼的正是你現在擁有的生活啊，就當自己只是一個平凡的人繼續生活下去如何呢？我也只能跟你說這些了，如果覺得太孤單、太辛苦的話，我可以幫你申請住院。」

「我不要住院，一直以來我都是自己一個人，如果我又覺得好像快死的話會再來醫院，之後再見吧。」

他的身體瘦弱得令人吃驚，那看起來根本就爬不起來的身體坐了起來，從病床上爬下來站好都花了幾分鐘的時間，一步、一步，慎重又小心地踏著每一步走了出去，就像骷髏頭在走路般，朝急診室外面走去，急診室的門打開，逆光照耀，那副骨頭的邊緣因為光線顯得模糊，隱約的殘影落入我的眼底，那模樣看起來就恰似死亡已經找到屬於自己的位置了。

第二天急診室接收了一位失去意識的交通意外患者，是位還滿年輕五十多歲的女性。急診室的自動門打開，從遠處，穿著橘色制服的一一九救護人員就開始緊急幫她一邊做心肺復甦術、一邊推進復甦室。意識與呼吸全無的這名女子被放在復甦室的中央，我看著她已瞳孔放大的眼睛，做出如同以往相同的判斷，只要我稍有拖延或是猶豫，這個人就可能會死，必須果斷、完全沒有任何失誤才行。

她開著小型車與迎面而來的車相撞之後，再次衝撞護欄。表面沒有開放性傷口，我下了心肺復甦術的指令，按壓她胸部有喀嚓喀嚓的聲音，並且有塌陷的現象，沒有一根肋骨完好，雖然頭部前方嚴重腫脹，但幸好四肢看來沒事。現在要做的事情相當明確，必須插氣管、繼續維持心肺復甦術、胸腔插管，還有繼續祈禱病患能夠清醒。

即使接下來醫療人員的急救如此熟練與迅速，病患仍舊一點反應也沒有，心臟按壓也只是心臟被壓而已，一點都沒有恢復自主心跳的跡象。兩邊的肺因血胸積滿了血，粗大的胸管一直有大量的血不停地流出，因為心肺復甦術壓力的關係一直不斷有血噴出，我整個人就像被倒了一整桶血一樣，噴得全身都是。患者的血不僅濺溼了醫療人員的衣服，甚至滴落到鞋子，流到地板上積聚了一大灘的血。她的肋骨斷了，肺部破裂，心臟也破裂，這名女性病患全身支離破碎沒一處完好，因為束手無策的外傷，完美又壓倒性的立即死亡，就這樣，很快就死了。

正打算放棄救治那名女性患者轉身而去的時候，復甦室的另一邊湧進了一陣吵雜聲，我為了挽救這名女性患者專注精神全力以赴，但是我同時要照顧的患者超過二十人。

「那邊是什麼事情？」

「醫生，現在跟復甦室患者對撞的對向車輛駕駛被送到了。」

我咬緊牙關，他媽的！如果再有這麼嚴重傷勢的病患被送到的話，整個急診室就要被癱瘓了，全部的人都有可能陷入危險。快點！我要直接掌握這名病患的狀況。我趕緊將復甦室剩下的工作交代完畢，用力推開那群人跑了過去。

那是我見過的人，昨天我送回去的那位膽道癌末期男子。

◆

他在家中清楚地感受到死亡逼近，那生命中所謂的最後一刻，疼痛就像刀刻在全身一般，那被稱作受到祝福的日常裡所感受到的疼痛實在是太狠毒了。漸漸地，要捱過眼睛睜開的每一天就像是被詛咒一般，而這詛咒看起來就像馬上要結束一樣。在陽光照射的狹窄房子裡，他舉步蹣跚，非常緩慢地徘徊著，他與人生的最後一刻相遇了，感覺就像永遠一樣。「我生病之後住的家，再見了，我得死在醫院才行。」他和那再也無法回去長住的家默默道別，然後發動了他僅剩的最後財產——一輛破舊的小型客車，開車如此稀鬆平常的日常生活，在他的人生也只剩最後一次了，他心想這程度的貪心與放縱應該無妨吧，雖然去醫院的路並不遙遠，但是疼痛卻一點都沒有停下來的跡象。瘦到只剩下骨頭的他，坐在駕駛座上，握著方向盤的手顫抖著，也因為是如此接近死亡，意識就像是從死中返回一般有些恍惚不清，每當這種時候，車子就會顛簸搖晃。「稱這種生活是祝福而活著，真的實在太力不從心了，嗯，也是，這也是最後一次了。」到醫院的路已經開到一半了，他人生只剩一次的駕駛路程也只剩下一半就結束的時候，突然覺得肺部一陣劇烈的刺痛，痛到暫時失去意識，他的小型車彷彿也感受到他椎心刺骨的痛般胡亂衝撞扭動，脫離車道迎面撞向來車翻覆之後，他就失去意識了，再次睜開眼睛時人已經在醫院，但是並沒有覺得身體有其他外傷所帶來的痛感，即便身體哪裡斷裂了，如果沒有比如同死亡般的癌症末期所帶來的疼痛還要劇烈的話，他是一點都感覺不到的。

「啊，原來是昨天那位醫生啊，那個……想請問一下另一輛車子的駕駛狀況怎麼了？」

「已經去世了，就在不久之前。」

我全身沾染都是那名女子的血回答他，這回答，讓他瞬間成了一個殺人犯，但是一般人身上會看到的反應，像是眉頭緊皺或是眼神晃動，並沒有出現在他的表情上，他就只用充滿悔恨的眼神失了魂般望向遠方。對於一個行將就木之人，還會發生什麼大事呢？對於一個行將就木之人來說，又還有什麼恐懼的呢？而且我們沒辦法對一個即將邁入死亡的人有所責難或是給予處罰，對他來說，死亡就已經是一個完美無瑕的處分宣告了，在那裡，還會有什麼事情再度發生呢？

他不再開口說話了，只是表情沉重地接受治療，神奇的是，那風中殘燭的他，身體竟然一點外傷都沒有，他的X光片就連一點骨折現象都沒發現，但是在X光片上充滿著將他生命燃燒殆盡的癌細胞，全都被照了出來，就算有骨折，就算他覺得痛，在傷勢癒合之前，癌細胞早已將他的生命啃蝕殆盡。他沉默不語聽從我的話住院了，在一間他再也沒辦法活著踏出的病房裡，等待著死亡的到來。

◆

對於生命與偶然，我們必須要好好地去思考才行。

在生命燭火即將熄滅之前，只是想要享受最後的一點點小小平凡日常生活的他，又有誰能夠對他大聲斥責呢？難道要責備他想要好好享受最後一天的那稍稍的貪婪嗎？這個地方，對他來說，只不過就是個他即將離開的世界罷了，死去了之後，對於這個留在身後的活人世界，死去的亡者是一點都不在乎的。這世界因為自己的關係，而多了幾個亡者的世界，對他來說，他完全沒有想要這樣啊，就不過只是最後的貪婪啊。自己努力與癌症對抗所獲得的生命，只是稍微想要享受一下，不過就是想要過一個非常、極度平凡的一天，任誰都可能擁有的一天，如此的小小貪念罷了。反正就算嚴厲地斥責他，我們也得不到什麼。

那麼，這指責該歸到我身上嗎？不，這個事件幾乎就是一場偶然，即使我的決定，或是對他徒勞無用的鼓勵竟招致死亡，在道義上來看完全不需要承擔這偶然結果啊。但是，所有的死亡都像這樣，我在之中受到拘束無法自由自在，因為我身處被枷鎖束縛著的環境中，也必須在這度日，關於這件事我必須永永遠遠地好好思考才行。

一個是冤枉的死亡，另一個則是正在等待其他的死亡，不管怎說都完全無法斥責，這是鮮血淋漓且殘酷的死亡。我們必須要了解，生命就是這樣錯綜複雜危險地糾纏在一起，由許許多多的偶然所組成。

就算我們了解這些道理，但事實上關於死亡我們還是一無所知。

也因此，關於死亡如果有人輕易地說三道四，真的會令人抓狂。不論是他人的問題，還是自身的問題，不管哪一個，都不能輕易被拿來說嘴。苦惱與苦痛跨越死亡與偶然共存的戲劇性，在浩瀚的世界裡不過輕嘗了一口，就大聲嚷嚷著感同身受，或是某種死亡必定發生的話，都太瘋狂了。二十四根肋骨與肺部全都碎裂的死亡，以及因自己惡性腫瘤而籠罩在陰影之下的死亡，對於這樣悲慘世界只能在旁邊袖手旁觀的我們，無論說什麼都是不被允許的。

對於未來究竟會如何，我們一無所知，也許直到死亡來臨那刻到來仍舊如此。

제 4 장

靜謐的黑

不知道從什麼時候開始，我住的房子一定會有一間完全不透光的暗暗的房間。每當我搬家時，都會先選一間房間當作這樣的暗房，按照窗戶的尺寸，裝上讓光線完全透不進來的遮光簾或是羅馬簾，幾年下來都是這樣。

這樣的習慣是從我成為急診室醫生之後開始的，急診室醫學科的住院醫師在結束二十四小時熬夜的工作後，總是在陽光刺眼的白天下班回到家中，我的工作反覆著這樣的日常。每到下班時，熬夜的疲勞更加劇了精神上的折磨，精神非常不濟到有點神智不清。所以即使回到家中，和可怕的死亡一同進入深沉的睡眠，身體累到全身無力軟趴趴，但是因為死亡與悲劇而緊繃的神經卻一點都無法放鬆。不僅過了三十個多小時才好不容易入睡，還一直夢到治療病患的場面，甚至作惡夢，如果再加上白天陽光照射的話，根本不可能睡個好覺，但是第二天一大早，同樣的工作等待著我，就算只有一分一秒，我都希望能夠爭取到更多時間能夠讓自己睡得更深、更沉才行，所以在成為急診醫學科的住院醫生之後，才過沒幾天，馬上就在房間裡裝了可以完全阻擋陽光的拉簾，即使在刺眼陽光的大白天，也能完美製造出完全漆黑的房間，這個習慣就是從那時候開始的。

睜開雙眼，睡眠並沒有洗去我昨天一身的疲倦，身體就像是黏在床上一樣。在暗房裡睡醒之後，已經是深夜了，四周全然一片漆黑。雖然身體沒有動，但是很喜歡在視覺上沒有什麼特別刺激的我，沒有開燈地在床上又躺了一會兒才起床，等到眼睛適應了周圍黑暗的環境，也不用特別打開刺眼的日光燈，如果需要照明時只要打開小燈就可以了，反正從睡夢中醒來，但為了明天忙碌的一天，馬上又得趕快入睡才行，窗外也沒什麼好看的，所以過了幾個月、幾年，窗簾都沒有拉開過。

當我結束一天忙碌的工作回到家時，不管我的狀態是精神恍惚，又或是精神很好，我開始習慣只待在暗房裡。暗房指引我到豐富的世界，因為一旦視覺上的刺激完全排除在外，五感就開始變得更加活躍豐富，也讓我的內在世界向更遠的地方延伸過去。當我們身處有照明的房間時，總會無意識注意周圍的空間，確認四方的牆壁、天花板，以及地面的界線，但在完全阻隔光線的房間內，即使牆壁、天花板，以及地面雖存在著卻也無法衡量，也因為無法衡量空間的界線，反而增加了空間擴大延伸到宇宙的可能，感覺自己現在不是被困在狹窄的暗房之中，而是在遨翔於浩瀚的宇宙，在這樣的意識中，我的思緒無限地轉動。

在暗房裡我閉上雙眼，即使將眼睛睜開，眼前仍是一片黑暗，在黑暗中閉上雙眼的話，更深一層的黑暗，就在那靜謐的黑暗當中，我的腦子不斷地運轉，許多個人的想法思緒全都互相纏繞糾結地攪和在一起。昨天目睹患者的死亡、失誤搞砸的事情，又或者醫學方面、文學方面那些有的沒的空想，或過去失敗的戀愛，在這樣的順序之中，我的思緒就像在宇宙的中央漂浮著，漂著、漂著又要跳躍到另一個宇宙一般，一環接著一環，讓思緒不斷延伸擴散。這樣的時刻令我十分著迷，這擴散開來的快樂時光將我淹沒吞噬，就像身處宇宙真空狀態般，就算把我壓縮或是燃燒成灰燼，我內在的思緒們反而變得更加溫暖，極度的靜謐與細緻，是如此美好。就算有些黑暗，也沒辦法停止思考的人生，即使如此，也要繼續如此生活下去。而我的家裡，總是有這樣漆黑的暗房存在著。

제 5 장

八月初一的殺氣

首爾惠化警察局以酒醉之後對同居女友施暴的嫌疑，逮捕了現年四十二歲的洪姓嫌犯。洪姓嫌犯在一日於首爾昌信洞自宅中，涉嫌數次毆打三十七歲李姓同居女友致死。警方初步判定洪姓嫌犯因離婚問題與女友發生爭執，進而犯下此案。

半夜四點四十五分時，星期六，人們越是集聚吐出的熱氣越多，急診室的我就越顯得病懨懨，身體就像是潮溼的棉花一般，在令人精疲力竭的半夜清晨時分，接到來自急救隊的一通電話，三十多歲女性猝死，判斷為心跳停止，為患者施行心肺復甦術，正在前往醫院的途中。通常接到這種電話，了解情況之後，在掛掉電話的瞬間，急診室的大門就會被打開，電話中的病患就被推進來了。急救人員在現場先做急救處置，如果尚有一絲氣息的患者就會被抬上救護車，再根據醫療指導施行心肺復甦術，並且嘗試失敗可能性較高的氣管插管，有時候現場的情況變得絕望，救護車開著警示器震耳欲聾地急奔在孤寂的道路上送往醫院，最後的手續才是向醫院通報。所以通常接起電話的那一瞬間，我非常清楚這所有過程已經發生了，馬上就有一位正走向死亡的人，火速被運載來，並且即將出現在我的眼前。

我並沒有太多的疑問，只能趕緊做好準備，也沒有抱著很大的覺悟，只是，對於這樣的患者即使我盡最大的努力去急救，他們也是幾乎快要死而還沒死，必須盡力再盡力，盡自己十二萬分的最大努力才行，我只抱著這樣的想法，讓自己疲倦不堪的身體打起精神，注入了力氣變得堅強。

我脫掉白袍，雙手戴上不透明的乳膠手套，然後一咬牙，站到急診室外頭。因為夜已深，這名患者會是最後一個，已是深夜的今晚不會再有任何死亡了。仲夏夜短暫，許多人的遊戲在破曉之際就結束了，像是充滿威嚴一般，那以紅色粗大字體標示的急診室告示板，也度過了一個漫長的夜晚，閃爍著微微光線。

今晚的主角馬上就要到達了，電話中的三十多歲女性被緊急送往診療室，仔細檢查支撐她一輩子的身體各部位，但令人心驚膽顫的屍斑已經布滿了她的臉，下顎關節也變得像是咬不斷硬邦邦的肉一樣僵硬。至少對於這個人來說，醫學上所謂「盡力」的定義是什麼，已經不需要苦惱了，這名女子已經成為「過去式」。

「是什麼時候發現這個人的？」
「三十分鐘前，發現時已經沒有呼吸。」
「請問你跟這個人是什麼關係呢？」
「我跟她住在一起。」
「住在一起怎麼會到現在才發現她的狀況呢？」
「因為我們吵架吵得很凶，所以待在不同房間冷戰。」
「唉，這位患者已經過世了，失去所有的生命跡象，而且也已過了滿長一段時間，她去了另一個世界，沒有任何方法可以將她救回來了。」

我和他簡短地交談幾句，但是這簡短的幾句話，已經能充分決定兩個人的人生，其中一人再也無法回到這世界上，另一人則是背上殺人犯的罪名，承擔世上所有指責，必須在監獄裡腐爛朽敗地度過他悲慘的餘生。八月初一的前一天，他們都還在喝酒、酒醉、吵架、抱怨著這個世界，但是他們從來沒有想過兩人的命運將會成為「屍體」與「殺人犯」，人世間就是如此地變化多端無法預測掌握，不知不覺就出現在眼前，如同現在一般。

我內心鬱悶，所以仔細檢視了這名女子的身體，沒有很多的外傷，不，這程度的話可以說是沒有外傷。很多情況下，死者身體被毆打的痕跡並不容易發現，在這情況下只能向死者尋求答案了，驗屍時才能徹底檢查，什麼原因導致她走向死亡，我無法得知，只能在驗屍臺上，將這名女子的頭部和肚子剖開，才知道致命傷為何。在這三更半夜裡，我緊急要務就是在她的死亡證明書上填上「死因不詳」，並且列印出來，結束。因為完全都不清楚，所以就算努力也不可能知道，死亡真的令人無法捉摸。

◆

星期六半夜兩人在同居的家中一起喝著啤酒，他們就跟平時沒什麼不同，帶著一臉醉意開始吵起架來，吵著吵著，與平時不同的是，有人伸出了充滿殺氣的手，酒醉與憤怒糾結混合，究竟打了對方哪裡，又或是被對方打了哪裡都不知道，幼稚的爭吵，當時知道那柔軟的雙手會殺死人嗎？當天他們知道絕對不能吵架吵得這麼凶嗎？不如說是八月初一的殺氣，殺了那名女子吧，我不得不說，在晦暗之間，東邊的天空逐漸明亮的凌晨時分，世界上某個角落產生了無法預知殺戮的狂氣，那一天，可以說是錯誤的一天。

「真的就這樣放棄了嗎？你怎麼可以就這樣說她已經死了？連試都不試一下，你這樣還可以稱得上是醫生嗎？嗯？」

「對，這就是我的工作，就算是醫生，也不可能把已經埋到墳墓裡硬邦邦的屍體硬是挖出來，說要拯救她，這簡直是不可理喻的天方夜譚啊。現在這個人就是這樣，她的顎關節已經僵硬，是踏入棺材裡的人了。」

「喂！你給我注意一點！到底是要踏入棺材，還是要用雙腿走回我們家，是由我決定的，不是你說了算。不可以這樣！不可以就這樣死掉啊。啊啊……」

這名男子不管怎樣都無法相信，一次接受了太大量的事實資訊，一般人沒辦法一下子馬上消化接受，或是對此感到死心，這名男子嘴裡不斷喃喃自語著：「不可能！不可以！」一邊抓著我的衣角向我跪下。

「求求你，醫生，請你一定要救救她……救救她吧。」

「沒辦法，這是不可能的事。」

「啊啊啊……」

這名男子最終還是精神崩潰，開始瘋狂搥打叫罵引起騷亂。

即使救護人員在做心肺復甦術時，他都還可以想像自己的戀人伸伸懶腰起身的情景，都還覺得只要踏過醫院的門檻，她就會活著，就像她從睡夢中醒來般，直到我看見女子僵硬的身體，搖搖頭宣告一切。如果是法院裁判的話，還可以上訴，如果是錢的話，還可以再賺，但是在迫害者面前，既不能上訴，也無法訴苦，不管是死亡或是怎樣的結局都無法改變，醫生的宣告，就是最終的審判，他稍微了解情況了。

現在他最需要了解的情況是什麼呢？是他那未來的日子將以殺人犯的身分生活下去的人生嗎？如果不是的話，是他再也看不到所愛之人活著呼吸的模樣呢？他現在必須要立即思考的是，放在眼前那所謂的屍體，是他曾經一同生活、卻突然死去的人這件事啊，光是看到變得冰冷僵硬的身體，腦子就會出現過往一起相處的時間與生活的點點滴滴，生活點滴與眼前這具屍體彼此交錯，這印象將永遠完完整整地留在這人的腦海中。在我斷然地宣告死訊後，他的腦海浮現的是，從現在開始只能在回憶中才能看到那名女子的身影，我從那名男子身上讀出了他的心思。

他開始在屍首面前發出尖銳刺耳的悲鳴，那痛哭聲是如此地嘶啞高昂，我想那是他聲音的極限了吧。急診室裡滿滿人群只是默默地看著這樣的場面，豎起耳朵聆聽這詭異的哭喊聲。就像聽著將死之人的心願，溫柔地對待他。

在所有人的注視之下，男子痛苦地狠狠抓著自己的頭，揮動雙臂原地團團轉，並痛苦掙扎著喃喃自語說，「不可以，不可能發生這種事的，不可以死掉，這種事情絕不可以發生。」接著就跑到女子屍身旁邊，抱著過去的戀人，對她已經泛著青紫色的雙唇，開始嘴對嘴做人工呼吸，搖搖晃晃又急切地將自己仍帶著醉意的呼吸，吹入她已然僵硬緊閉的雙唇。呼吸與氣體洩出的聲音，迴盪在空氣之中，看著男子和屍體嘴對嘴，在場的人無不皺緊眉頭，甚至有幾個人已經轉頭走出了復甦室。

「只有五分鐘，讓他和死者獨處吧。」

復甦室的所有醫療人員全都回到自己的崗位，而我是女性死者的負責醫生，所以只能煞風景地在旁邊從頭到尾注視著他們。男子仍然繼續發出奇異的吼叫，那樣的吶喊是無法用悲鳴、吼喊這類的辭彙來形容，我找不到適當的辭彙來說明他那詭異的吶喊。如果是吼叫的話，對象已經死亡無法再被吼叫了，他只能大聲吼叫著戀人的離去與自身的存在，也悲吼著這場彷彿奇談般存在的悲鳴饗宴。精神恍惚失魂落魄的他，笨拙地試著不知道從哪裡看來的心肺復甦術，握緊拳頭用力的「咚咚」捶著女子的胸口，又再次抓著桌子，垂下身子，不知道是最後的親吻還是人工呼吸，再次用笨拙的雙唇不斷反覆碰撞著。

「醒來，我叫你醒來，要活下去才行啊，起來，我叫你要活著啊。」

心愛的人死去、殺人犯、心愛的人死去、殺人犯，男子就像是失了魂一般，這兩個想法不停地在男子的腦子裡反覆交替著。只要她可以活過來，不管是心愛的人死去，或是殺人犯全都可以免除了。但是無奈的是女子永遠離開這個世界，只是冰冷冷地躺在那裡，雖然顯得淒涼，可也徒留許多無解的疑問在人世。

這場鬧劇並沒有維持太久，盡忠職守的首爾惠化警察局的員警接到有殺人犯的報案電話後，立刻出動到達急診室。員警們將男子拖離愛人身邊銬上手銬帶走，並在屍體附近用黃色警戒帶圍繞之後，將案子記錄下來送往他處，同時採集證據，拿著無線對講機大聲吵雜地交談著。其中有一名員警拿著大大的照相機，對著女子屍體一連照了好幾張照片，沒有戲劇性的大反轉，因為一切是如此地清楚明白。就像是為了這刻而準備似的，員警相當熟悉關於殺人犯SOP，一切分工合作都迅速確實。屍體就如同其他屍體去了該去的地方，這次的事件也照著過往的方式來處理。一切都發生得太快，對於為何偏偏選了今天殺氣之日的他來說，失去了所愛之人，也失去了自己，最後一天的太陽西下也不過就是一瞬罷了。

歷經一陣騷動，疲倦不堪的我，在騷亂中我倒在一個可以看到屍體的地方睡著了，大約過了二十分鐘，拖著沉重的身體起來，屍體和人群已經完全散去，復甦室的床也鋪上了從衛生室拿來的白色亞麻布，急診室也顯得冷冷清清，所有人都離開了，彷彿剛才什麼事都沒有發生過，如同正在等待另外的屍體。

和兩人的人生時光相比，這場騷動其實很短暫，漫長的夜，又會有幾個生命在這裡蒸發消失呢？

제 6 장

問題無解

說到「醫生」，腦中最先浮現出的會是什麼呢？皎潔雪白的醫師白袍，還是掛在脖子上的聽診器？或許也有人會想起現在已經不常使用，戴在頭上圓圓的反光鏡，但是在這之中，最令人感到崇敬的東西是手術刀。右手拿著手術刀，仔細觀察著傷患處的醫生專注的模樣，比起聽診器或是醫師白袍，不但給人更加危急的感覺，更不像一般辦公室上班族，這可是充滿著攻擊與熾熱的感覺。但是手術刀是醫療用的「刀」，刀的用途並不是讓傷口癒合，也不能自行找到受傷不舒服的地方，所謂的刀，就是用來撐開與切割肌肉的。

那把磨得銳利、剛剛才消毒過、在我眼前「哐啷」掉了下去的手術刀，我也無法用手術刀來做切割以外的用途。我拿著手術刀，劃開了呼吸道旁的皮膚緊急插管，又或是用手術刀把傷口撐開與縫合，又或是將異物取出，插入靜脈管或是動脈管，雖然那個位置是我期待將來會癒合的部位，但是我卻用手術刀製造出一個原本沒有的傷口，或是讓原本的傷口變得更大，這就是手術刀的用途，而且傷口癒合後還會留下疤痕。

不管原本的意圖是什麼，將人們好好的肌肉組織切開的道具，為什麼會是醫生的代表象徵呢？手術刀明明就有可能威脅生命，並且留下永遠無法抹滅的傷痕啊。在一天之中，我又製造出幾個切割的傷痕，或是留下了幾道疤痕，這難道不是因為身為醫生我的貪欲嗎？每當我手握著手術刀時，總會有這樣的想法。

◆

有一天，一位二十多歲臉色蒼白的女性，身上穿的T恤與褲子全都沾滿了血，被送到急診室，或許是因為意識模糊，帶著發楞的神情與搖擺晃動的眼神費力艱辛地說，她在外面餐廳喝酒的時候，因為一些小事跟人起了衝突，結果就被刀子砍傷了。一共有三處傷口，有一刀砍在背部肋骨處，有一刀稍微掠過腹部，最後一刀砍穿了她的腹部。

患者帶著傷口來的時候，醫生第一時間要做的事情就是確認傷口，傷口越深，越是要仔細縝密地觀察掌握才行。清楚掌握傷口並沒有什麼特別的方法，首先要整體觀察傷口的位置與長度，再來，把每個傷口的血擦乾淨，盡量將傷口撐到最大，因為要看傷口的深度，如果撐開後無法臆測深度的話，就要選一隻和傷口寬度差不多的手指並插入傷口裡，將手指盡量戳到最深處，像是解剖學一樣摸著裡面內部的構造，這並不是一個殘忍的過程，而是必須而且必要做的事情。

我一看到患者雙手立刻戴上醫療手套，沒有絲毫猶豫就將手指插入傷口、觸摸傷口內處，當一插入背部和腹部的傷口時，手指馬上就被堵住了，表示這兩個傷口都不會太深，不會威脅生命。但是看到她蒼白如紙的臉色，對最後一道傷口有著不祥的預感。當我將右手第二根手指插入傷口內部時，我的直覺告訴我這個人已經離死亡不遠了。指尖傳來從腹腔不斷湧出鮮血的溫熱，以及裂開的內臟已充滿整個腹腔的觸感，這也就是為什麼她到達醫院時，意識就開始變得模糊不清，血壓也以分鐘為單位急遽下降的主要原因。

究竟醫生說盡自己最大的努力，就可以止住因外傷所造成的失血嗎？這是長久以來一直狠狠困擾我的問題。而且這個問題在一開始就無法成立，如果說「可以」的話，那麼就是承認這段日子以來，許多因外傷而被宣告死亡的患者全都是我的過錯，因為我沒有盡全力，原本可以救活的人，我卻沒有將他們挽救回來，因此，這個問題的答案一定是「不可以」，必須是這樣才行。因此為了能夠合理化「不可以」這個答案，我必須避開任何微小不可抗拒的情況才行，所以當我遇到有死亡預感失血過多的患者時，總是會強迫自己盡最大的努力，如果不這樣，當我宣告死亡或是告訴家屬真的無法挽回時，身為醫生的我，就會受到良心的苛責。成為醫生，沒有盡全力就作死亡宣告，真的是最糟糕的情形了，無論如何我都要避開這樣的狀況。

我申請了大量輸血用的血袋，我和小我一屆的住院醫生A決定要安裝幾條中心靜脈導管，為了能夠以最快的速度輸血，中心靜脈導管比起一般血管注射更加粗大，置入人體中央，透過中央靜脈導管將輸液與血液快速倒入體內，只要能撐到腹腔都被填滿，就能靠這股壓力讓傷口自動止血，不管怎樣也許還有存活的機會，而且她就這樣死去的話，實在還太年輕了。我大聲呼喊要人快拿固定靜脈的醫療器具來，兩組中心靜脈導管同時送達。

人體中有六個位置可以放置這條粗大的靜脈導管，脖子兩側、鎖骨下方，還有鼠蹊部。雖然可以利用超音波來確認正確位置，再刺進血管裡，但是在急診室裡，連拿來確認位置的時間都嫌奢侈。我深呼吸了一口氣之後，首先從最容易確認位置的右側鎖骨下方開始，另一邊，A試著從左側鎖骨下靜脈開始，雖然患者並非肥胖體型，但是因為失血過多，靜脈的內徑（內部直徑）縮小，確認靜脈位置的工作變得困難重重，我就像把手指戳入傷口中確認一樣，將粗大的針筒戳入她的身體裡轉動著粗大的針，只為了找到血管的位置。

右邊鎖骨下靜脈裂開來了，針筒戳進去的部位也馬上腫脹，而另一邊A的經驗比較不足，因為當時情況非常緊急，光是用眼睛都看得到他的手在發抖。雖然A在左邊鎖骨下方反覆刺戳，但看來離放置好靜脈管還差得遠。而我手裡的針筒刺進皮膚又拔出來，又重新戳進去反覆嘗試著，直到第三次才好不容易將右側鎖骨下中心靜脈導管置入完成，此時A看到左側鎖骨附近已經千瘡百孔而且瘀青遍布，並且還有腫脹的情況，不禁顯露出茫然無助的神情。首先要務是將已經準備好的機器啟動，從右側鎖骨下中心靜脈導管快速輸液，確認患者狀態後，脈搏微弱，意識逐漸消失當中。

我向A指示要他從位於左側鼠蹊部裝置靜脈導管，而我打開患者的嘴巴將導管插入氣管內，這整個過程不過是患者躺在醫院的病床上後幾分鐘之內發生的事。患者的血壓持續下降，馬上就要面臨心臟停止跳動的危機了，我趕緊拿出其他的靜脈導管工具，打算從右側頸部放置靜脈導管，急忙將粗大的針筒刺進脖子的中央，肉眼都看得出來我的手在發抖。按壓尋找微弱的脈搏，雖然有找到附近的靜脈，但是跟之前一樣很難將針筒準確地刺進去，第一次的嘗試無功而返，趕緊將針筒拔出，第二次挑戰，要將針筒插入時，左手微弱跳動的脈搏消失不見了，是心臟停止的那一瞬間，媽的，不管了，我將針筒一丟，立刻施行心肺復甦術。

因為外傷失血過多而引發的心跳停止，這樣的患者生存機率近乎零。在「大量失血的心跳停止」的前提下，對於前面提到困擾我的問題，幾乎已是絕對性的解答，就算盡自己最大的努力，也無法追趕得上召喚死亡的失血量啊。而且到醫院才沒幾分鐘，連充分應對準備都無法的狀況下，更是如此。因此，這位患者的死亡，幾乎是確定的了。

緊急呼叫其他醫生來做心肺復甦術，所有人都滿頭大汗連白袍都溼透了還是一面做著心肺復甦術，所有人對於這名患者的命運都有著大同小異的想法，但是即使不變的「絕對解答」在腦海中揮之不去，所有的人都盡全力了。我指示A先幫最終還是沒成功、瘀青遍布又腫脹的左側鼠蹊部止血，要他用針筒刺進右側鼠蹊部。在施行心肺復甦術時要安裝靜脈導管更是大幅增添困難度，因為只能在患者因急救沒有片刻停歇不停晃動的情形下，憑著感覺不斷拿著針筒來回戳進患者身體，試圖找到血管。最後，右邊鼠蹊部第二次放置靜脈導管終於成功了，醫生們白袍已經全然溼透，血袋也來了，患者卻死了。

我不到一小時就失去了一名病患，而身為經歷意外的女子來說，這是人生中最後不幸的一天，對我來說也是有點不幸的一天啊，只是和那名女子的不幸程度相比，我因為差異度實在天差地遠而感到有些罪惡感。我默默開始拔掉那些連接在那名沉默女子身上現在卻一點作用都沒有的輸血管，收拾剩下的殘局。因施行心肺復甦術而導致肋骨全部斷裂，深深凹陷下去的胸口藍紫色的瘀青清晰可見，兩側鎖骨下方的位置、脖子下方與鼠蹊部也有著被針筒亂刺而閃著明顯的青紫色痕跡，將管子拔除之後，管子上沾滿了黑漆漆的血漬，我用紗布清理著每個傷口，由於心跳停止，傷口原本不斷湧出的血水過不久也就停了。整理一結束，我為這名一天之內遭遇到世界上最大不幸的女子蓋上了白布。蓋上白布之後，她馬上被推到太平間去了。到目前為止，她與刺傷過深而導致生命結束死去的其他患者並無太大差異。

不知道過了幾個小時以後，急診室接到一通電話，是檢察官打來的，雖然醫生和檢察官看起來很親近的樣子，但是實際上並沒有太多接觸，很難得會聽到他們的聲音。

「請問是醫生您做○○患者的死亡宣告嗎？」

「是的，是我，是我負責這位患者的死亡宣告。」

「因為想要請教您，所以打電話過來，請問一下患者的傷口本來就這麼多嗎？整個胸口全都瘀青，腹部刺傷以外，鼠蹊部、脖子、兩側肩膀部位看起來都像是有被用什麼東西刺了好幾次的樣子，這些全都是被同一個人所刺傷的嗎？是嗎？因為實在感到困惑，所以我也是第一次打電話給負責的醫生。」

「啊……這些傷口都是我造成的，一開始看到的傷處只有腹部三個地方，其他地方並沒有傷口。在我看來致死原因主要是腹部刺傷過深造成的。其他的傷口都是醫療過程中所產生的，在驗屍時可以不用在意那些傷口。」

「啊，原來如此，我清楚了。」

檢查屍體打電話給主治醫生，要不是一位新手檢察官，就是一位心思相當縝密的檢察官。因為那些傷痕是醫療過程中經常會出現的傷痕。但是，我在意的不是這個，我在意的是那些由我製造出來，看起來相當慘不忍睹一個又一個的傷口，也是因為最後在處理女子屍身時，那些看起來醜陋又悽慘的傷口使我非常掛心。就如同檢察官所說的，她的屍體連同我所導致的那些傷口看起來，整體變得非常慘不忍睹，根本不敢相信這些傷勢會同時出現在同一個人身上，而這些深深的傷口都是我為了要避免「不可抗拒的情況」所造成的，為了那「盡全力」的辯解所造成的，說起來也是因為我的貪欲所造成。

如果那名女子送到醫院時已經死掉的話，也不會有那些針筒亂刺的傷口；如果受傷程度還不致死的話，也只會有適當的傷口產生，只要那些傷口可以救活身體的主人，等到傷口恢復之後，也可能會留下傷痕。那女子的致命傷為何、哪個嚴重的傷口導致她的死亡，檢察官都得將傷口全部確認清楚，於是那名女子就帶著殺人犯所製造的傷口，和那些我所製造的傷口，一起被送到火葬場，一同焚燒，所有的痕跡全都燃燒殆盡不再留下一點痕跡。但這能赦免我的罪嗎？那名女子如果只是帶著幾處傷口、以完整的模樣走向生命盡頭，和現在帶著血管附近全都被針筒亂刺一通的模樣，逐漸失去生命，這兩者之間顯然有所不同。我忍不住想，是不是因為我太縱容自己的貪慾，無法不拿針筒去刺戳，即使雙手顫抖著，被汗水浸溼，也沒辦法不繼續刺戳。

◆

為了要能活下去，有人帶著身體的疤痕繼續生活。有人在脖子中央有著氣管切開的痕跡，這樣的人至少有過一次無法自主呼吸的經驗。醫生不會無緣無故切開病人身體的任何部位，那道疤痕，如果沒有那道疤痕的話，這個人就會因為呼吸衰竭而死亡。頸部後方的中心靜脈導管的疤痕也是如此，帶著這道疤痕生活的人如果當初沒有做這個處置的話，就會因為循環衰竭而失去生命。在我的眼中，這一道道痕跡都有代表意義。我稱這些傷痕是此生與他們連結的繩子。那些痕跡都是繩子，一輩子相連不分開。我期盼著這些傷口最終都會癒合，帶著淡淡的傷疤，當作曾接近死亡門檻的標示，所以我必須刺進去。

每當人生變得索然無味時，就可以輕輕撫摸著自己肩膀附近，想起與死亡如此接近的瞬間，想起自己曾經為了自己生命努力奮戰過，那個連結曾經的自己與現在的自己的傷疤，我的工作就是製造這些可以讓人們回想起這一切的傷疤。

心中有了這樣的想法之後，稍微覺得輕鬆一點了。就算帶著幾條傷疤繼續活下去，也是很不錯的，我獨自一人，嘴裡喃喃自語著。

제 7 장

面對死亡的意識

跟醫學系沒有關聯的普通人，如果想到屍體，應該馬上會有一股恐懼害怕湧上心頭。對於死掉以後的腐敗與存在的消失，以及談到具體實際狀況，會覺得反感或是恐懼是非常理所當然的。

醫生不過也只是普通人而已，對於醫生來說，面對著屍體也是一件很不容易的事，而且這件事情並不只是單純面對著屍體就可以結束，因為還有各式各樣無法想像的理由，必須將眼前屍體的死因揭露出來，而好好檢視屍體，或是做著與本能相反的事情，這也是選擇成為醫生最先必須要適應的事情。所謂的工作，就是正面迎向自己所要處理的對象才能夠完成任務。

大部分的人都可以非常快適應自己的工作，醫生也是一樣，當面對死亡的衝擊靠著職業的使命感撐過去幾次之後，在某一瞬間就會發現自己已經對大部分死亡不再感到動搖了。大部分的醫生都經歷過差不多的過程，一開始面對解剖用的屍體的那一瞬間，或是第一次親眼目睹人的生命逐漸消逝，成為屍體的場面，總是可以記得相當清楚歷歷在目，但是時間一久，某一瞬間，發現自己對於眼前有人死去這一件事情已經感到有些遲鈍麻木了。

經歷過這樣過程的我也是漸漸變得有些遲鈍麻木了，就算眼前堆滿了許多屍體，現在也幾乎不再感到害怕，那些是我必須要做的工作，周圍的醫療團隊也是一樣，即使在有屍體的房間裡，也可以毫無懸念地整理東西，透過電腦畫面確認其他病患的狀態。但是還是有不管怎樣都難以適應的事情，那就是自己負責患者死去這一件事。患者是我的責任，根據我的指示處置，但是患者仍然死去，要習慣這樣的過程是一件很不容易的事。所以我產生了一個習慣，就是我會看著這具由我親自開口宣告死亡，但身體還有餘溫殘留的屍體，反覆回顧整個過程。

從我張開嘴巴的此時，說出生前名字的這一瞬間，這個人就正式地死去了。為了整理現場，痛哭失聲的家屬們被請出去，只留下醫護人員開始機械式地處理屍體，這時候我就會拿來一張階梯式折疊椅，坐在上面與死者的眼睛高度一致，望著死者轉向一旁的臉。

每次死者的臉都清楚地顯示著死因。如果是肝臟或是腎臟造成問題，臉色就會顯得蠟黃或是泛黑，甚至連眼睛都會變色；如果是因為老化而去世的人，臉會酷似頭蓋骨一般非常乾瘦；如果是外傷或是吐血，死者的臉會呈現一片血肉模糊；若服毒，藥物會從嘴角流出。看著嘴巴微開，或是血色盡失的臉直到最後一刻，這是我必經的一種儀式，也是屬於我自己的一種意識。

醫護人員形影匆匆地來回奔走，門被關上，從外面看不到裡面、空間諾大的復甦室裡，我每次都看著死者，重複回想我所指示的每一個醫療處置，將施行步驟的時間表從頭到尾背誦，也反覆說著死著生前的生命體反應，反覆交叉回憶著死者去世前的過程與模樣。這並不僅僅是資料上的確認，或是規定上的必經流程，而是眼前那曾經活著、曾經呼吸著的人的事情，而我，再一次反覆咀嚼著這個過程。

「剛才發生的一連串過程，我每一步都是盡了全力的啊，如果沒有盡力的話，我會感到非常慚愧。」反覆思考直到確信這一點之前，我都一直盯著死者的臉看，但是在醫學裡，「確信」在一開始是不可能的事情，不管再怎麼確信這一切，這個曾與我相視而看的人，我都得面對他的死亡結果。

雖然面對屍體不會感到害怕，但是對「自責」卻感到無比恐懼。雖然自己已經盡了全力，但每一次我還是會緊咬雙唇，說自己做錯了，對於自己沒辦法救活他覺得很抱歉。直到為屍體蓋上白布，送往太平間的時間到了，身旁經過的護理師們輕輕拍我，到此為止，我思考著剛剛所有的事情，已死之人的臉，彷彿重重地壓在我的肩膀上。我必須不斷這樣的思考才能理解這人的死亡，也才能稍稍減去自責感，接受他人的死亡。

제 8 장

無法相信這是所謂人做的事

世界上有些人做的事情殘酷到令人無法置信，這些事情就像齒輪轉動般的理所當然，到處都是，增添其他人痛苦的責任。如果沒有親歷過是無法理解的，又或不管是誰都不會理解其中的殘酷。負責這些事的人也像其他人一樣，在既定的時間內必須把已經定型化的結果全都吐出來，所以許多人漸漸對事情變得麻木遲鈍，忘記當初一開始的慌張不知所措，只是一味盲目地做這件事。但是有些事情不管如何都無法適應，而不管怎麼做都無法適應這件事的人也確實存在，再說一次，這些事情是人類所為，但卻是殘酷到令人無法置信。

◆

在我工作中，有一項是必須為救護人員或是緊急狀況管理人員的心肺復甦術做分數的評估。所謂的心肺復甦術商談就是下列的情況，在某處有人發生心跳停止，報案人打電話到一一九，一一九報案中心接到電話了解現場狀況之後，就會立刻派遣距離現場最近的救護人員及車輛趕往現場，當現場救護人員接到心跳停止案件發生的指令，就會火速馳車奔向危及的患者。但是不管再怎麼快速飛馳，救護人員都不可能即刻出現在患者的眼前，所以有所謂的黃金時間，如果發生心跳停止，生存率會以分為單位呈現倍數急遽掉落。

必須在最短時間內做心肺復甦術與人工呼吸，以及施用心臟除顫器，才能以最快的速度將逐漸遠離這個世界的人救回來。但是在一一九救護人員到達之前，現場只有報案者和周邊的一般民眾，所以需要這些人的協助幫忙。一旦下達了出動指令，救護人員或是緊急狀況管理人員會透過電話掌握緊急狀況，詢問現場是否有可以施行心肺復甦術的人？或是曾接受過急救訓練的人？周圍是否有自動體外心臟去顫器？大致掌握周遭重要情況後，他們就會指示現場的民眾施行心肺復甦術，但是現場的人大多都沒有接受過心肺復甦術的訓練，又或是從沒有做過心肺復甦術，所以救護人員們需要沉著且正確地說明施行方法。

「好的，現在請跪坐在患者的身邊，雙手交握放在患者胸口的位置，必須用全身力量往下壓，按壓的速度要像這樣，一、二、三。」

因為這是重複性的工作，所以他們有一本固定的操作程序，對於必須要掌握的狀況有演算法則，有關心肺復甦術指導等全都一清二楚寫在書面上。救護人員和緊急狀況管理人員就會看著貼在桌子上的這張操作程序，透過電話指導現場民眾。而我每個月一次，必須連續聽著這個地區曾發生過上百件心肺復甦術的商談錄音檔案，再根據項目去標示分數，當然我也是看著同一張操作程序去判斷是否有做出合理的指導。各項分數也都是已經決定好的，像是確認患者有無意識二十分，如果沒有詢問周圍有無去顫器的話扣五分，類似這樣的方式，而我就是以如此毫無情感的方式，扮演著在電腦上將所有一切分數化的角色。

一開始將這件事交付給我的時候，我也像其他人一樣，覺得這件事情沒什麼大不了的，絕大部分都是機械式的事情，不就單純像是翻譯一樣，只不過將商談內容量化而已嗎？所以第一天上班時，我把操作程序記熟，將累積數百通的電話錄音一個一個打開，漫不經心地聽著，根據順序給予分數。

但是……過不了多久，我很快就意識到這是不恰當且錯誤的事。我第一天花了幾個小時將錄音檔案全都聽完，好不容易將這些內容全都數值化了，換來的是我飽受幾天幾夜的失眠之苦。現在只要接近做這件事情的日子，我就會感到恐懼，且經常確認這工作的日期，看到每月有條不紊地持續累積的幾百通電話錄音檔，就禁不住地吃驚打冷顫，這個是人類賦予人類眾多殘忍工作的其中之一啊。

所謂必須做心肺復甦術指導的情況，就是現在有必須接受心肺復甦術的人，在同一空間裡有人看到這個情況，並且打電話報案，也就是說，有一個即將死去的人，以及一個可以救他的人在一起。目擊者絕大部分都是患者身邊的人，是患者生前最親近的人，像家人、情人之類，是這世界上內心深愛著這位將死之人的人，看到這個人突然變成冰冷的屍體，最先打電話，並且接聽這通電話。

一輩子躺在身邊安穩睡覺的另一半，早上竟然變成一具屍體躺在旁邊；從小一起長大的兄弟姊妹，身體在空中晃動上吊；因交通意外頭部爆裂、四肢散落四處的子女；喉嚨卡著異物而昏厥的孩子……，意識到能夠救他們的除了打電話沒有其他方法後，馬上打電話。

他們一開始的反應完全都一樣，「拜託！什麼都別問了，不能趕快先派人來再說嗎？他沒辦法再撐下去了，拜託不能現在馬上就來嗎？」急切地詢問急救人員。都是一樣的反應啊，因為沒有人可以獨自承受這樣的事情。

急救人員到達現場一定會花一些時間，在急救人員到達之前，必須說服目擊者為患者爭取更多的時間，在不得已之下為了要救回他們所愛之人，只能挺身而出。雖然是機械式商談，情況惡化或是通話人的情緒漸漸變得過於激動，氣氛也逐漸變得可怕。沒辦法支撐住身體踉蹌動作，或是傳來砰砰的腳步聲，周圍充斥著淒厲的哭聲或是悲鳴。也有在一陣高喊大叫之中電話就中斷的情況。即使他們語無倫次，已幾乎聽不見的情況下，也會神奇地像個超人照著指示去做。一邊按壓他們這一輩子想都沒想過的那個位置——心愛之人心臟，也有一邊放聲大哭的，也有人發出聽不懂的聲音，大部分的人都是一邊啜泣，一邊拜託救護人員趕快到現場，喃喃自語地請求救護人員盡可能以最快速度到達現場，同時進行世界上最悲戚的心肺復甦術。雙手顫抖，眼前因淚水一片模糊，在這人生當中最糟糕的瞬間，他們與某人通著電話，這輩子都無法忘卻的瞬間都被完整地錄下來，成為了幾百個死亡錄音檔之一。每個月我透過電腦聽著這些檔案，一個又一個，死亡就像怪物一般，這些檔案不知從何開始，就算我沒有打開來聽，也總是瞪著我看。

每個月的其中一天，連續聽著一百多個錄音檔案，身為一名人類，毫無過濾地聽著另個人這輩子最悲慘的瞬間。傳達給我的，不僅僅只有聲音而已，還有那個空間，心愛的人在自己眼前即將逝去，那個充滿絕望的空間。

我一個又一個地聽著，內心感到悲傷，在悲傷之中又感到憤怒，憤怒之後卻帶來一陣空虛，最後我只剩下情感的空殼而已。「我爸爸……他現在……上吊了……」，或是「媽媽，回答我啊，啊啊……媽媽」，又或是「我……我家孩子掉到河裡浮上來了」這些話語不停地在腦子裡盤旋不去，每當結束這工作之後，我又會失眠好一陣子，就像那個空間完整地被移到我的臥室一樣，每天夜裡我都感到全身顫抖。

一個人有什麼權力可以毫無過濾地去竊聽另一個人的最後一瞬間呢？不，這件事必須咬緊牙根才能做得下去，對於做這件事的人來說是合理的嗎？但對我來說即使失去全部，只剩下空殼，這也得做，如果，做這件事能稍微減輕人間苦痛。

제 9 장

針、線以及殘酷的真相

耶穌，對這個人的第一印象就是如同耶穌般，就像頭戴著荊棘頭冠，四肢被釘在十字架上一樣。一位骨瘦如柴、頭部與四肢全都被血漬所覆蓋的男子，完全以主耶穌的形象來到我的面前。一頭白色蓬鬆亂髮，毫無整理長到脖子的鬍子，脫個精光的光溜溜上半身，以及下半身只穿著一條破爛褲子遮掩，這個人看起來人生充滿艱辛，臉上布滿了深深凹陷皺紋，似乎不管怎麼努力都無法露出微笑一樣。裸露的乾癟上半身清楚可見肋骨的形狀，看得見每根骨頭之間深深的凹溝，每當他為了生存下去不得不呼吸時，連肋骨的起伏都顯得危險，致命危機為雙手手腕與腳踝、臉部及脖子附近鮮血不斷地湧出，四肢與脖頸處也已因為流血的關係顯得一片血腥，原本白色的鬍子與一頭亂髮也都髒兮兮地沾染了斑駁的暗紅色，甚至看起來有些崇高的樣子，這不就是主耶穌的形象嗎？為了一肩挑起天下百姓全部的罪，犧牲自己的生命，被釘在十字架上殘忍地死去，喔，主啊。

他是一位七十七歲的老人，但是我馬上就知道他並不是為了天下蒼生，而是為了自己而決定走向死亡。他的家屬圍繞在「耶穌」的身旁，有的嘆氣，有的發出「嘖嘖」的聲音，彷彿對他尋死的渴望表示厭倦，也覺得那不過就只是老把戲。為什麼一位什麼都不必做也會死的老人，每次都以不同的方法試圖尋死呢？家屬的臉上全都掛著無論如何都無法理解的表情。他們一群人一次全部擁進，說老人這次也企圖自殺，只求趕快幫他治療。也許這次和過去沒不一樣，只是再度自殺罷了，我馬上開始確認老人身上的傷口。

流很多血並不代表傷口很深，當病患全身沾滿亂七八糟的血漬來到醫院，醫生就越是要臨危不亂仔細小心慢慢地檢查才行。他們說掉落一旁的不是大釘子而是菜刀。究竟他用那把菜刀將自己的手腕割了多少道傷痕？又割得多深？這才是關鍵點所在。我乾脆拿了一大桶水放在旁邊，開始清理這些血漬痕跡。企圖自殺的人特徵，在於他們的四肢會有許多割劃豎直整齊的傷痕，自殺未遂的過程此時就像整理得宜的幻燈片一樣，一頁一頁的連續場面，完整呈現在我的腦海之中，就像受到詛咒般努力呈現。

◆

他下定決心想死，不管什麼時候總是抱著相同的想法，只要監視他的家人外出，他就走到廚房拿著銳利的菜刀回到房間，由於他是右撇子，因此以右手拿著菜刀，一面祈禱著「主啊，請讓我成功地待在您的身邊吧。」他抓著刀柄刀鋒向下，用力朝著左手手腕劃了過去，左手手腕割出了一道深深的傷口，幾條韌帶就像斷裂的弓弦般彈了出來，割到靜脈，血液噴了出來，如果要割動脈的話，由於一般人醫學知識不足，或是力道不夠，大致來說通常不會成功的。對一個七十七歲的老人來說，拿菜刀割動脈是不太可能的事情，但是他覺得他已經割了手腕，只要這樣他就可以死去，所以就放下菜刀等待著死亡到來。意識應該要變得模糊朦朧才是，但是反而變得更加清晰鮮明，左手手腕出血量減少，什麼事情都沒有發生。不可以！他已經過了那條無法回頭的江水了，這次不管怎樣都一定要死掉。

他開始感到著急，再這樣下去的話，恐怕只有左手會稍微感到不便，但還是會存活下來，再度活下來，實在沒有臉面對子女家人，讓自己決心自殺的所有事情又一一閃現腦海，這次一定要更加把勁了，這次他用右手再度拿起菜刀砍向自己的腳踝。

但是腳踝不像手腕，沒有柔軟的部位，要砍腳踝後方的話，角度上來說並不方便，腳踝前方因為骨頭的關係硬邦邦不好割，所以他將手能方便觸及的左腳踝與腳掌接連的地方割開，菜刀將腳踝前方的一條腳筋割斷彈出，但是再也割不下去了，因為那個部位就算在手術室裡用鋸子鋸，也不太容易鋸開，他的其他作為全都只換來劃傷罷了。他放棄了左腳踝，試圖要割剩下來的右腳踝，但是和左腳踝的情況並沒有什麼太大的差異，反而更加不方便，這次連一條韌帶都沒有割斷，只是留下傷痕，稍微流些血如此而已。

不管怎樣他都要再度嘗試看看，沒辦法就此放棄。他還剩下一個好好的右手腕，所以只要再多割這個部位，或許累積的出血量就可以死掉也說不定。由於沒辦法右手拿菜刀砍右手腕，所以將菜刀換到左手，但是前面提過，他是右撇子，再加上左手現在處於幾條韌帶已斷掉的狀態，如果狀況良好的手都沒辦法做到，有著滿滿傷痕的左手又豈能做得到呢？想當然爾不可能啊。他勉強用左手拿著菜刀，割斷了幾個右手腕的微血管後就停止了。

四肢的皮膚因為被割劃而剝落，意識變得越來越鮮明，隨即而來的是慌張與羞愧，令他實在無法忍受。因為死不了，害怕背後的指指點點，反正一開始就因為某些原因不想再活了，索性再度用血肉模糊的右手舉起菜刀，衝動地往自己脖子附近砍了過去，他想，割開脖子，這次一定必死無疑吧。

以醫學角度來看，割脖子要致死的話，要避開正面，往側面的動脈割去才行，如果不是，就要從正中央將氣管整個割開才有可能。雖然這麼說，但是自殺者的屍體中，我從沒看過有人把自己的脖子割開或是刺穿的，就連這樣嘗試都很少看到，因為人的本能，害怕自己的屍體變得慘不忍睹醜陋不堪，這和企圖自殺的人總是以豎直的方向割開手腕的道理是一樣的。所以通常右手拿著刀時，當要選擇身體任何一個部位刺進去時，人們總是會選擇左手腕或是腹部。沒辦法選擇脖子，只要想像自己拿著一把刀，結果就顯而易見了。自己無法割開最軟弱、最脆弱的部位，也因此如果將自己的脖子割開，算某種禁制，這種事情是絕對不可能發生，如果真的成功，那個人已經超越人的極限了。

他既不是上帝，也不是超人，只不過是一個充滿絕望，又心急如焚的七十七歲老人，絕不可能用流著血的右手以惡鬼之力刺穿自己的脖子。嘗試割了幾次脖子附近的皮膚後，他把菜刀丟下，原地躺了下來，原本想死的渴望還殘留著，可是疲勞與傷口帶來的壓迫，讓他虛脫得精疲力竭了，於是無法接近上帝的「耶穌」就此誕生。他雙手張開以十字的姿勢躺著，四肢流著血，半死不活的模樣，直到家人回到家中發現，將他送到醫院。

「幹！為什麼死不了？都已經做到這種地步了，為什麼我還能講話？為什麼手腳還能動，為什還得繼續活下去啊？呃啊啊啊啊！他媽的。」

他嘴裡不斷吐出與他外表不相符的髒話，說的也是，四肢被割成這樣的慘況我也是第一次看到，可見他一心求死的渴望有多麼強烈，也因此對於失敗的沮喪與失望也是如此巨大。都已經變成這副德性了，髒話多說一點對這個人來說，也不算什麼了。

「試圖切割四肢的自殺者大部分都是失敗的，只會讓人覺得很疲倦，雖然飽受折磨，但是最終還是會存活下來。」

「拜託別用這種方式說話，真的拜託。不管怎樣做都死不了，所有的方法都試過了，只要是可以死的方法，我都試過了，但還是活得好好的，現在連這個方法都行不通的話，真的太絕望了，請立刻告訴我怎樣才能死，請告訴我現在可以立刻死掉的明確方法。」

「我只能告訴你，這個辦法確確實實死不了，所以如果真的想死，請不要再割開你的手腕了，這是不可能的。我實在無法理解為什麼你這麼想要結束自己的人生呢？」

我連他一半的歲數都還活不到，就談什麼人生，一邊嘟嘟囔囔一邊回答，但是我說無法理解是真心的。

傷口都相當淺，這樣的深度根本不足以致命。我開始拿起針與線跑向那個沒有被釘在十字架上但躺在床上的那個人，機械式地為他縫合傷口。如果他真的是主，或是服侍在主身旁的話，今天就不會有這樣的羞辱。韌帶被我輕鬆地接回去了，每個傷口都被縫個三、四針左右，過不了不一會兒，手和腳的皮膚全都覆蓋回去了。他原本割開的傷口毫不留情地全都處理完了，不知道是不是在沉思，他一動也不動地靜靜接受針線的縫合，重新回到這個世界上，沒有辦法反抗。

因為他堅持拒絕精神科的治療，所以我能做的只有縫合傷口而已。別提與精神科面談，就連跟他對話都變得不可能了，在他問了要怎麼死的方法之後，就再也不開口，而家屬也只想趕快把他帶回家關起來而已，這位「耶穌」也知道又會再度被鎖在房間了。就像一把很鈍又不鋒利的刀一樣，不管用什麼方式去理解都無法挖掘出他的內在，我也不再追問，只是機器般地對他們說：

「因為縫合的部位相當多，大概兩到三天就需要消毒一次，十到十四天後必須拆線，由於韌帶縫合的關係，請盡可能不要做任何動作，手如果在活動上有不便的地方，之後要再來醫院看診。因為很可能復原狀況不佳或是有發炎的情況發生，到拆線前為止都要定時服用抗生素，縫合之後也要好好接受治療，需要多多臥床休息。」

「哈哈哈，說要消毒……哈哈……」

將血漬擦拭乾淨，變得乾淨的他，就像復活的耶穌一樣，踉蹌搖晃著步伐走出去回家了。他回去以後，那天我又多接了幾名自殺的病患，那些人也都離開我的身邊，全都回家，或者死掉了。我思考著這些從我人生永永遠遠消失的那些人，也想著關於這個人。

◆

這個「耶穌」拿著一把菜刀，感受著滿溢到喉嚨的孤獨，他咬緊牙渴望能夠看見主，將近八十年的歲月意識到為了死去才活到現在，他為了尋死，將過往的一切視為死的基礎，他不管何時都覺得危險無法放心，總是否定自己，像是發瘋似的憎惡著一個人，因為背叛而全身顫抖，最後連呼吸的空氣都覺得厭惡。在幾經思考之後，他所下的結論，對他來說是這麼地理所當然，拿起菜刀往自己的手腳割劃的那瞬間，他知道他對自己的決定一點動搖也沒有，至少在我面前出現為止。

但是帶他回到這個世界上的地方，是和他有著相同決心的人們排著隊等待的地方，穿著白袍的看門人像是拿著資料看著他一樣，他保持著一貫的沉默，將他趕了回去。這個世界上所有的守門人都扮演著這樣的角色，但是這個世界卻完全沒有辦法救助這些沉默的人，能夠給他們的只有尖銳的針與線，以及這殘酷的事實罷了。

他開始想著其他的方法，我無法得知在他的壽命與尋死的渴望之中，究竟何者會獲勝？但是在我寫這篇故事的時候，這位「耶穌」在我心裡已經死去了，我毫不懷疑地深信著他已經永眠於主的身邊了。

제 10 장

細緻又壓倒性的開關

有個八十歲的老奶奶，撫養了五名子女長大，就像一般的家庭一樣，雖然偶有爭吵，但是大致上來說還算是個和睦的家庭。就這樣日子一天一天過去了，連孫子都長大了，某天老奶奶生病了，某天也開始吃起降血壓的藥，不知從什麼時候開始喊著腰疼，就像是習慣一樣，講話總是有氣無力的。這是年紀大了，身體日漸消磨，老人的典型老化過程。雖然彎腰駝背，必須得常常躺在床上，但是神智還是相當清晰，把老奶奶接過來一起生活的家人，也從未將她視為病人，只是覺得她年紀有些大了，不過就是身體有些不便的老人家而已，所以也還是照著原本的生活方式過著平和的日子，但是，總是會有意想不到的瞬間到來。

老奶奶和家人們一起吃著早餐，一如往常一般，老奶奶慢慢地從自己的飯碗中挖了一口飯吃下去，但是，突然之間，湯匙哐啷一聲掉落，老奶奶用雙手掐住自己的脖子。

「咳……咳……」

全家的視線都往老奶奶看去，老奶奶從餐椅上滾落了下去，坐在前面的兒子瞬間血液直衝腦門，他將筷子一丟，立刻起身一個箭步地奔向自己的母親，其他家人的餐椅也往四方散開，但是慌張不知所措的他，不知道該怎樣正確地處理這樣的情況，在他腦海中就像有個大時鐘，一分一秒流逝的聲音滴答滴答地大聲作響。「媽，這樣不行。」他從後方環抱著生命逐漸消失的媽媽，用盡他所有力量用力擠壓，老奶奶的胸腔凹陷進去，肋骨依序地斷了，但是全身已垂墜無力的老奶奶依舊一動也不動。妻子一面哭一面對著電話哭喊著，而男子在救護人員到達之前，用盡全身所有力氣，不斷地重複做著剛剛的事，直到他的母親全身都變成藍紫色為止，他都一直從他母親身後緊緊抱著。

八十歲的身體，艱困地尚有一絲氣息，由於氣管阻塞造成心臟停止跳動，目擊者立刻試著將阻塞在氣管的異物取出，運氣好的話，異物取出好好活著的可能性也是有的，但是八十歲的年紀，比起生，對於死的反應更加敏感。當呼吸道被堵塞的瞬間，比起自己的心意，肉體會更快拋棄自己的生命，無法交換氧氣與二氧化碳後，大腦組織開始腐敗，心臟停止跳動，接著是死亡。這一瞬間就像骨牌效應，一個接著一個照著順序快速倒下去，還好近在眼前的兒子一個箭步馬上衝了過來，將這如同骨牌倒下的過程攔截了下來，所以老奶奶在走向死亡的過程中滾落下來停留在某處，而這就是「尚有一絲氣息」的狀態了。

這副身軀心跳停止至少一次，救護人員拿出了無收縮狀態紀錄的紙條，那是一條很長的紙，上面有著平行的線，只是單純的紀錄而已。

「現場狀況相當混亂，患者兒子抱著垂死邊緣的母親，緊急處理之後，因為無收縮狀態沒有多久，所以就恢復心跳了，之後就是現在這個狀態送到醫院來。」

老奶奶胸部中央整個塌陷，現在躺在加護病房中，從她手腳的肌膚乾瘦得可憐來看，可以猜測得到她的狀況，沒有意識，對刺激也沒有反應，只剩下微弱的呼吸，彷彿是在有人監視之下不得不繼續呼吸的樣子。

「是你把令堂從死亡關頭搶救回來的，如果不是你的話，令堂應該會當場死亡。現在我們會盡全力來救治她的。」

「我馬上就做處理了，我媽媽能活下來嗎？究竟會怎麼樣呢？請問可以告訴我大概存活機率會是多少呢？」

「這必須要看從現在開始四十八小時之內，她的意識恢復的程度，因為已經是八十歲的高齡了，對於腦部損傷相當敏感的。首先在我們韓國，院外心臟停止恢復的機率大約是百分之二左右，超過八十歲的情況，這個數值會再往下掉，恢復機率變成不到百分之零點五左右，我也沒看過這樣的情況。」

「您是說沒救過這樣的患者嗎？」

「不，不是的，只是，患者並沒有活下去。」

老奶奶以我的名字辦手續躺在加護病房中，對待已經恢復心跳的患者，我所能做的，只有讓心跳能夠好好地維持跳動。如果醫生緊握著生命，患者也必須緊抓著這條線努力清醒過來，這是唯一能夠活下去的方法。但是，統計上來說，老奶奶能夠活下去的機率低得可怕，腦損傷究竟會以怎麼樣的方式找上門？對於老奶奶又會造成怎麼樣的影響？這些都是必須要持續密切觀察的。

將母親的肋骨擠壓斷裂，而阻止了母親死亡的兒子，另外再加上我沒救活過這類患者，我懷抱著至誠的心，盡我最大的努力全力以赴，如果不這樣做，我又會像其他時候一樣，無法承受這樣的悲苦。

五個兄弟姊妹全都放下工作，立刻飛奔趕到醫院來。一直等待的大兒子從我這邊聽到了那殘忍的超低存活率，他們又聽到當時現場狀況，看到母親之後，全都哽咽哭泣。臨終前守在母親身邊是兒女該盡的本分，在四十八小時以內，如果母親依照著理論上壓倒性極高的機率離開人世的話，他們更是無法在此時離開她的身邊。五名子女從這一瞬間全都開始了醫院的起居生活，而我也因為有我負責的患者住院關係，將所有的下班休息時間全都繳回，留守在醫院裡。

懷抱著許多希望與絕望，老奶奶躺在加護病房裡，住院後幾個小時之間，她的生命跡象看起來有些穩定。我檢查她無神的雙眼，我輕率地想著，如果就這樣一直不醒來的話，可能到離世之前都會以這個模樣活下去吧。向家屬詳細地說明了患者情況，我離開了加護病房回到了急診室繼續幫其他病患做診療，接著，接到了加護病房老奶奶開始痙攣的第一通電話。

到加護病房一看，她全身靜靜地抽搐著，手腳都在抖動著，床也因此規律性地震動著。對曾經心臟停止跳動又再度恢復的患者來說，這是很常見的現象。所謂的痙攣，就是腦部信號系統出現交錯的情形，然後表現在身體上。就像主機系統壞掉了，畫面視窗呈現一片亂七八糟訊號的電腦一樣。當心跳停止的當下，馬上就會發生腦部低氧性的缺氧損傷，一旦腦部受損就會馬上造成身體許多系統的故障，而她的狀況就是以全身抽搐的方式表現出來。當然這情況如果變得更加嚴重的話，人就會死去或是變成植物人，也可以說是只有還沒死的人可以讓身體以痙攣抽搐的方式來表現。曾經經歷過心跳停止的人體，在掌握腦損傷的狀況，以及識別各個器官的過程中，傳遞的信號系統當然會有互相干擾糾纏的現象，而接收到錯誤訊息的人體各器官就會發生痙攣抽搐的現象，因此腦損傷的人很可能會有許多危險的情況發生，而痙攣就是最常發生的。

我照著醫學療程開了抗痙攣的藥作為處方，依照順序開了一線推薦藥物，接下來開了二線推薦藥物，然後再來觀察症狀是否有改善，通常這種程度的藥劑量對大部分痙攣已經足夠了。我在急診室裡一邊做著我的工作，一邊等待痙攣的狀況停止。過了一小時之後，接到了加護病房的聯絡電話。

「原本以為會停下來了，結果老奶奶還是一直有痙攣的狀況。」

這次帶著著急的心跑上了加護病房，老奶奶還是全身不停地抽搐，護理師們為了不讓老奶奶抽搐時撞到瘀青，所以將四肢用繩子固定在病床的欄杆上。

「一小時之內……兩種藥……現在已經是癲癇重積狀態（Status epilepticus）了，開始使用第三線跟第四線用藥，劑量增加到兩倍。」

如果痙攣超過一小時的人，通常會持續痙攣現象好幾個小時，我守在她的身邊，繼續觀察她對抗痙攣藥劑的反應，可是幾乎連一點停止的徵兆都沒有，她充滿血絲的雙眼一直翻白眼，身體也仍舊不停地抽搐，好像要給她子女看到這模樣、撐到加護病房會客時間一樣，全身不停地抽搐痙攣著。

「媽……媽媽現在是怎麼一回事？」

「是痙攣，心跳停止之後常會有的現象，但是她發作的時間有點長，現在已經開處方給她了，正在觀察她對藥劑的反應。」

「請問她痙攣發作多久時間了呢？這個會好嗎？如果好了之後……我母親可以活下去嗎？」

「她痙攣的狀況已經有幾個小時了，老實跟你說，痙攣發作一小時都會危及生命的，如果超過了兩三個小時的話一定會更加危險的。」

「從一開始住院的時候不就說幾乎沒有存活機率！這樣的老人又痙攣發作，這樣的話，不就是必死無疑的嗎？」

「目前也還沒辦法確定，人的生命隨時都有太多變數了。我們現在首要任務就是讓她痙攣能夠停止下來，才會知道之後的狀況，我們會盡最大的努力全力以赴的。」

「媽媽……這樣子真的是太慘不忍睹了……」

加護病房的會客時間是在中午和晚上共兩次，老奶奶的五名子女加上女婿、媳婦等家屬都待在家屬休息室裡圍成一圈坐著，餓的話就吃泡麵止飢，等待著一天兩次的會面，等待著母親的康復，或是等待著那不知道會不會到來的死亡，但是會面時間看到的母親模樣是如此可怕，為了一個人的安危而等待的人們，看到的狀態實在是太可怕了，無疑讓等待的家屬情緒更為沉痛。現在只要我一經過，所有家屬都會全部立刻起身，全都圍繞過來問我患者的狀態。這是在陰鬱情況下，心急如焚家屬的典型模樣。必須要讓痙攣停下來才行，這狀況不僅僅是將患者推往死亡，就連在一旁等待的家屬和所有人都一起被拖著，一直不斷地折磨著他們。不管用什麼方法，我都必須讓痙攣停下才才行。

我坐在急診室的一個角落讀著成堆的論文，「非典型持續不斷的痙攣……癲癇重積狀態依照順序使用抗痙攣藥劑，如果用了四種以上的藥物，其藥效都無法使痙攣停止下來的話，苯二氮平類（Benzodiazepines，BZD）必須得再增量，從兩倍增加到四倍，四倍再增加到八倍，八倍再增加到十六倍，十六倍再增加到三十二倍。」我遵照指導準則將藥的劑量調高，所謂的普通用藥劑量，就是說一般的痙攣，如果用這程度的劑量應該就可以讓痙攣停下來了。但是，果然如我的不祥預感所料，即使老奶奶的濃縮抗痙攣藥劑藥量已經調高到三十二倍，她的狀況依舊沒絲毫改變，已經過了十二小時，時間來到了深夜，我仍打了通電話給精神科的同事。

「三十二倍？你是說醫院裡有這種劑量？我想這個人注射苯二氮平類的量，大概是全國最多的人吧，這程度的話，腦袋應該整個都停止下來才對啊，可是痙攣還繼續？這個嘛……」

「嗯，狀況依然一直持續著，已經持續了十二個小時了，教科書上沒有提到其他的嗎？」

「這程度之後沒有別的能做的了，因為這種狀態幾乎算是死掉了，所以痙攣自然而然就會停止了。」

「通常會死啊……死的話，痙攣就會停止……好，了解了。」

深夜之中我站在加護病房病床旁邊，床頭邊飄揚著一張紙，紙上主治醫生的欄位寫著我的名字，而老奶奶就像正進行著一個崇高的儀式，全身不停地顫動著。所有人大概都曾經看過痙攣發作的人，痙攣發作時，人會突然昏倒在地，脖子會往後傾仰、翻白眼、死命地咬住舌頭、流口水，四肢蜷曲著上下或是前後抽搐，有時候不規則地在空中不停晃動抽搐。以那大到令人不可置信的強大腕力，毫不顧忌猛烈撞擊著四周物品，就算受傷全身仍舊不停地顫抖。

一般痙攣的話，五分鐘之內就會結束，痙攣結束之後，患者可能有一段時間信號系統混亂，精神沒辦法集中，臉部和全身都毫無力氣，癱軟地幾乎接近死亡但又重新踏上返回人間的路，以這樣可怕的模樣躺在那裡。所以在古代埃及時，稱痙攣為「與神相見返回人間之事」，即是在形容人體上發生像是暴風般的事情。

但是就算要撐過五分鐘都是件辛苦的事情，更何況是曾經歷心跳停止的八十歲老奶奶，她痙攣發作已經超過了十二小時了，究竟是哪來的氣力呢？是因為腦部信號混亂才造成痙攣的呢？還是因為全身的信號混亂才造成別的痙攣，並且讓腦部變成一團麵糊？

看到滿是皺紋的那張臉上，只剩下眼白的那雙眼睛充斥著紅紅血絲，翻著白眼微微顫動著。為了不讓她咬到舌頭，放入了約兩隻手指寬度的管子塞住她的嘴巴，將口中顫動不已乾燥的舌頭用力地往下壓著，而在這之間，口水一刻都不停歇地不斷流下，充滿皺紋的臉部肌肉因為長時間下來的抽搐，現在臉部表情看起來非常痛苦且呈現僵硬的狀態。而四肢的狀況更是慘不忍睹，被用白色的亞麻布條固定在床四角的雙手雙腳，全都布滿了青紫色的瘀青，皮膚也都傷痕累累，所有的關節也都被扭曲，呈現一種平時絕對不可能彎折角度的狀態。不僅如此，因為肌肉嚴重的過度使用，所以四肢內側肌肉纖維斷裂，全都腫脹起來了。連結著老奶奶手腳的病床，也跟著老奶奶不斷抽搐而吱嘎吱嘎作響，並且跟著一起震動著，她全身上下沒多少的毛髮也全跟著震動飄舞，在這種情況之下，大小便失禁不斷流出，發出了陣陣惡臭。我看著這奇怪的模樣，眼睛瞥向床頭邊看著，我那印刷體的名字正在戰戰兢兢打著哆嗦，顫抖著。

沒有任何其他的方法了，如果再增加抗痙攣劑藥量的話，腦子就會整個停止，所以只能忍受這個模樣並且等待著。我在醫院的某一個狹窄房間，只求能夠打個盹到早晨，但是沒辦法深深入睡，總是覺得胸口在震動搖晃著，腦子也靜止了。

第二天早上，老奶奶「崇高的儀式」也仍然沒有結束，生命跡象雖然穩定，但是這不過就是儀器上呈現關於這個人的幾個數值罷了，老奶奶的肉屑掉了一床，床上到處都黏著她的皮膚碎屑，她的關節開始呈現非常奇怪的扭曲狀態，痙攣一直默默地持續著，直到離開加護病房時，也沒有其他的注意事項了。如果病患一整天都維持的那樣的狀態，也就沒必要特別跟主治醫生報告什麼了。

家屬坐在等待區裡長長的椅子上，頭靠著頭互相倚靠著，徹夜未眠的家屬們看起來非常憔悴，他們從早上就追著我跑，著急地詢問那可怕的狀態究竟解決了沒有，大概一整晚腦子裡想的、心裡擔心的就是這件事吧。我無法理直氣壯顯得有些心虛地含糊地回答他們，他們也許是聽懂我話中含義，顯得更加愁雲慘霧，反正很快就要到會客時間了，根本也沒辦法隱藏。

不管子女相隔多遠，只要自己的母親一有什麼動靜馬上就會知道，所以當子女在面對母親的死亡危機時，這一點點動靜都顯得更為不祥。一到會客時間，擁入加護病房的他們一踏進入口馬上就察覺到了那不祥的動靜。遠遠的就看到病床不停地震動著，五名子女低聲啜泣奔向母親的病床旁邊。

這樣的相見該用什麼話語來表現才好呢？曾經用關愛眼神拉拔孩子們長大的母親，必須得像這樣四肢被綑綁，因不停抽搐造成四肢血肉模糊，甚至白色的骨頭都像要露出來；必須得像現在不停翻白眼，眼球就像快要凸出來，臉也因為痛苦而顯得猙獰歪斜，如果已經八十歲的老母親現在立刻就死去的話，也就不用受如此多的折磨與痛苦啊。子女著急地拍著母親跟她說話。

「媽！你還好嗎？媽！」

母親沒有回答，一點反應也沒有，只是在綑綁折磨自己的框架中，繼續沉浸在自己的行為裡。

「媽！這還是人嗎？不過就一天之內，竟然可以讓一個人變得這麼可怕的樣子？」

我悄悄地離開那裡，白天的加護病房傳來一陣充滿悲痛的哭聲，漸漸擴散開來。

患者沒有存活的希望了，但看起來卻也沒有死的希望，即使全身扭曲並且抽搐顫動，生命跡象仍舊很穩定，也還有呼吸。按照一般常理，沒有人痙攣發作超過一天還能活著的，但是從另一個角度來想，持續超過二十四小時的痙攣生命跡象卻沒有異常，真的太奇怪了。從調高到三十二倍的劑量卻完全沒有效果以後就完全無法理解了，難道老奶奶真的是與神會面的人嗎？所以好像到了一個我們一般人無法理解的領域。我現在腦子就像打結一樣，雙手也好似在顫抖一般。

我帶著像是要爆炸的腦袋回到急診室工作，偶爾加護病房打電話來，也只是聽到仍然痙攣的回答，但是身為主治醫生的我也沒有別的指示，所以就把電話掛掉了。急診室裡仍然如往常，來來去去的病患非常地多，雖然到了晚上會客時間，但是我忙到沒有時間去看家屬，所以沒有上去加護病房，於是家屬們直接找到急診室來了。他們剛剛已經探視過母親，結束了當天第二次哭喊，悲慘的臉色全都清清楚楚寫在他們的臉上。連洗臉都無法的那一張張臉上，掛著滿滿的疲倦，且清楚地殘留著淚痕，我就在診療室開始與家屬面談。

「我媽媽，請讓她死吧。」

「……」

「我們五個兄弟姊妹全都同意了，不管多少資料我們都會簽名。」

「不行，我是救人的醫生，現在為了要讓痙攣可以停止都還不停地在用藥，我盡我的全力想要救她。」

「醫生你說要救她？盡全力……沒錯，醫生你當然有盡全力啊，但是老實說我媽媽還有存活機率嗎？」

「這種程度的話，幾乎算是沒有的，在這樣狀態下還能存活下來的人，我在目前行醫生涯中從來沒有看過，也從來沒有聽過這樣的病例，但是她現在不是還活著嗎？也可以說是一種奇蹟啊，所以我沒辦法讓她死掉，至少在她去世之前我會盡全力做最大的努力來做處置的。」

「我就知道醫生你會這麼說。」
「對，不可以。」
「醫生令堂還在嗎？她很健康嗎？」
「是的，家母很健康。」
「那麼醫生你完全無法體會我們的心情了，醫生，現在躺在那邊的那位是我們媽媽嗎？是我們可以稱作媽媽的人嗎？昨天和我一起吃著早餐，但是現在卻要我相信她變成這付模樣？我媽媽現在已經變成了一個怪物了，身上的骨頭和肉全都扭曲凸出來，就像是被惡靈附身的人一樣，眼睛翻著白眼，不斷地嘔吐，你不覺得這個樣子真得是太可怕了嗎？你是沒辦法理解的，醫生現在說的盡全力究竟是什麼你知道嗎？你的盡力就是讓我們看著我媽媽變成這樣這個模樣，我媽媽不斷流血，皮膚肉屑也都磨擦掉落，四肢全都扭曲變形，這個就是你盡全力讓我們看的事情啊。我現在對昨天早上的事情感到非常的後悔，因為我覺得是徒勞無功沒有用的努力，將我的媽媽送往地獄，所以我拜託你，不管什麼事我都願意做，請讓我媽媽死掉吧。」
看著他們冒著熊熊火焰的灼熱眼神，像是已經將理性丟到一旁，不知道會發生什麼事情一樣。但是實際上他們的確就像是快瘋了一樣，老奶奶的模樣，就連一般人可能連看都沒辦法看一眼，如此可怕，就連我，也會忍不住撇開眼睛不忍觀看，反而他們家屬真的算很能忍耐的了。
「醫生，真的拜託你了，我媽媽平常也說她希望有一天能夠安詳地離開人世，真的求求你了。醫生你現在的選擇真的不是最好的啊，那樣能算是安詳的狀態嗎？你真的這樣相信著嗎？請你仔細看看我媽媽現在被苦痛折磨、身陷痛苦的深淵啊，求求你……醫生……。」

「就算是這樣，還是不可以，因為令堂她現在還是活著的。」

我連忙從診療室走了出來，身後的他們苦苦地哀求痛哭，我不願聽那哭喊而將診療室的門關上，但是我也知道，我所說的是錯的，他們說的才是對的，但我卻嚷嚷著那錯誤的話。

夜深了，急診室的不幸全都傾瀉而出，嘔吐的人、切到手的人們站在我的面前包圍著我，而我在人群之中，揮舞著雙手掙扎著。我一直待在醫院裡吃飯、睡覺、起床，就算跟其他患者講話時，腦海中也一直掛念著老奶奶的痙攣，現在我腦子裡的信號也全都交錯打結，手腳似乎也快要痙攣發作了。

擊退了半夜裡許許多多的不幸，我又上去加護病房，猛一看，待在家屬休息區的家屬們，各個臉色差到不像話地將頭倚靠著牆壁稍做休息，而加護病房就像什麼事也沒發生般，如此地寧靜，隱隱昏暗的黃色燈光點亮了加護病房的四周。

我站在患者身旁，已經進入第三十六個小時了，癲癇現象在緩和與激烈的兩種狀態下不停地交替持續著，呼吸仍舊維持著，人工呼吸器也安穩地運轉著，但是老奶奶肯定絕對一點都不安穩，她眼睛的血與組織液混著淚水不斷流下，臉部肌肉歪斜，現在如果要形容她的表情，比起痛苦的模樣更接近詭異。全身已經遍布太多瘀青，根本體無完膚、找不到一處沒有瘀青的肌膚，手肘也像是骨頭被拔掉似的扭成奇怪的角度，即使四肢已不成形，老奶奶的全身仍然東撞西撞地到處碰撞。我拿著醫療紀錄板將頭轉開，不想讓一堆複雜的數字進入我的眼簾裡打轉，那些數字已經喪失意義了，在這肉身之前談論數字云云，不過就是個笑話。

那天半夜我回到急診室，已經幾天幾夜沒有睡覺，腦子就像是快要抽筋一樣，雖然有些許可以打個盹的休息時間，但是實在很害怕夢中會出現剛剛看到的那張臉，所以乾脆決定不睡了，反正我想就算我痛苦掙扎地努力要睡，也應該睡不著吧。我坐在診療室裡一面發著呆，一面思考著就這樣熬過晚上的時光了。「我會盡全力……我正盡我的全力在搶救她，用我所有所學的醫學……現在……我正盡我最大的努力。」

老奶奶就以那樣的狀態又過了一天，雖然是太陽高掛的早上，但是因為已經太久沒辦法睡覺了，所以就好像站在深夜之中一樣。結束了早上的簡報，又再度坐在漆黑的小房間裡，躺在加護病房的老奶奶依然痙攣著，索然乏味毫無變化的通知電話來了，我跟他們說知道了以後就掛掉電話。沒有任何希望了，現在已經超過四十八小時，雖然這是從未遇過的情況，但可以確信患者再過不久就會死亡。待在昏暗小房間的我，腦中總是不斷地湧現那失去意識沉浸在痛苦之中的人，就連同她手腳全都反折彎曲般我也感到陣陣刺痛。沒錯，必須要這樣做。

我下定了決心慢慢地走向加護病房，手腳搖搖晃晃一邊顫抖著，拿著工作名牌對著入口的感應器掃描了一下，加護病房的門打開了，加護病房的門就像平時一樣大大地敞開了，我移動著沉重的步伐，來到了她的身邊。她模樣變得更加詭異，繼續在那個位置苦撐著，全身看起來就像個撿破爛的，也許她的腦也早已變成另個樣子了吧。那變成一團爛糊的腦，千瘡百孔遍體鱗傷的生命，到現在都只是死撐著啊。

馬上就是午餐時間了，再也不想看到、也不想再忍受會客時間時，看到被苦痛框架所綑綁的母親，家屬悲傷痛哭的場景了。我最後下定決心，做了我從來沒有做過的事情，在這個位置上，人工呼吸器的前方站著，伸出我顫抖的手將人工呼吸器的氧氣飽和度調到零，現在老奶奶只是呼吸著一般的空氣，可是即使這樣痙攣還是沒有停下來。

我已將人工呼吸器的呼吸率轉到底，讓老奶奶接受最低程度的幫助，可是痙攣還是沒有停下來。

最後，只剩下一個開關按鈕了，如果連這個都關掉，絕對沒辦法活下來的。我盯著那個黑色的開關看了許久，On和Off，簡單劃分成兩部分的單純開關，但是這個按鈕卻是將人的生與死劃開來的按鈕啊。我伸手摸著這個開關，我所經歷的所有時光在這一瞬間全都自然而然地湧上心頭。在醫學院念了六年的書，當了六年的醫生，一直以來我都只學過怎麼救人，也只不斷研究該怎麼做才能讓人活得更久，往日裡，那些因為沒辦法救活患者受盡折磨的我的模樣不斷交替著，但是現在我卻要親手結束患者的生命，用這隻手，企圖殺了她。指尖傳來的觸感是如此冰冷，那細緻又關鍵的開關，我全身湧上一股寒意。

我的手指放在開關上慢慢地加重了力量，突然之間覺得周遭空氣溫度驟降，全身籠罩在一股寒意之中，進入眼簾的是我那顫抖的手指，稍微再加點力氣。

「噠」。

輕快的聲音響徹四周。

原本不停抽搐的老奶奶心跳在一瞬間畫出了平行線，現在是一個剛剛死掉的人了，老奶奶的痙攣首次停止下來，當四肢不再抽搐顫抖，全身終於伸展開來舒服地躺在床上，雖然臉上只剩眼白的眼睛仍然瞪得大大的，但是詭異的表情已經放鬆，現在她的表情變得稍稍放鬆安心的樣子。我將她混合血液的淚水用手拭去，費力地為她闔上雙眼，老奶奶的表情現在更顯得安詳了。

「患者已經死亡了，請家屬過來吧。」

一直在外面等待的家屬們一接到通知，馬上從門口衝進來，經過我的面前，直奔他們母親的身旁。他們先用雙眼親自確認自己母親寧靜的狀態，緊抓著現在才停止痙攣的四肢，沉浸在失去母親的悲痛之中放聲大哭，這悲痛、這哀傷，現在才真的成為最後的悲傷。

「雖……雖然盡全力了，但是還是突然過世了。」

我留下最後的話，轉身離開了加護病房。腦子裡是一片漆黑的深沉，我剛剛所經歷的剎那，已經將我的一生燃燒殆盡，感覺人生所剩無幾，往後要走的路遙遠茫然，在我的身後，傳來五個兄弟姊妹悲愴哀戚的哭喊聲，至今仍舊在我的耳邊迴盪著。

◆

在這篇故事之後想說的話很多，雖然在之前已經說過，在本書中所寫的所有故事，全都是我在醫院裡親身經歷，經過改編、添加，但是這次必須更加明確地說明才行。因為這則故事在實際生活中絕對不可能發生，目前在韓國，醫生對於自願中斷延命治療的行為在法律上仍有爭議，也是會受到殺人嫌疑而接受處分的事情，基本上從這則故事來說，韓國對於安樂死的看法仍然相當保守，在以前發生的「波拉美醫院事件」[1]之後，醫生了解，如果中斷延命治療有可能被判處殺人罪，因此防禦性地繼續為病患治療。與最近發生的「賽佛倫斯金奶奶」[2]的判決一樣，以稍具彈性的法律角度去解釋安樂死，但是面對疾病末期病患，或是處於根本不可能甦醒情況的患者時，減低醫療處置將死亡提前的情況仍然屬於非法的行為，所以即便已盡全力的醫生，也是有站在十字路口遊走法律邊緣的時候。

1 譯注：「波拉美醫院事件」發生於一九九七年十二月四日，因酒醉在廁所跌倒導致頭部受創的金某（男），在妻子自願出院後所發生的事故。雖然金某在醫院時對於刺激有所反應，但因無法自主呼吸必須仰賴人工呼吸器，如果出院的話一定會造成死亡，醫療團隊於十二月六日對其妻子說明有死亡可能性，其妻仍執意要辦理出院手續。在移送自宅、中斷人工呼吸器後五分鐘，金某隨即死亡，因此法院判決，以協助殺人的罪嫌處分主治醫生。

2 譯注：金奶奶於二〇〇八年二月因肺癌組織檢查出血過多而成了植物人，子女向法院請求中斷金奶奶的人工呼吸器延命治療（並無要求中斷提供營養），於二〇〇九年五月二十一日最終裁決獲得勝訴。金奶奶在中斷人工呼吸器之後，由管子提供營養繼續存活，於二〇一〇年一月十日死亡。

我個人對安樂死並非全然贊成，我無法中斷所有人的延命治療，對於必須救人救到底的醫生來說，在責任上，安樂死是個無法積極贊成的議題，但是現在與我所描寫的相同情況卻四處可見，有許許多多可怕事件讓醫療團隊與家屬真的快要被逼瘋了，這些狀況在我們的現實生活中正在漫延著。

本則故事並不是為了要表明對於安樂死的贊成或是反對，而是為了將現實呈現在各位的眼前。在拯救生命以及面對苦痛兩件事之中，所存在的情感。也就是說，為了表現家屬與患者經歷過的苦痛，以及醫生處境，而將真實情況呈現在大眾面前。維持人的尊嚴、醫生不會因此受法律處置，我想在兩者之間應該會有改善方案也說不定，至少在了解現場狀況以後，對於這個問題也許會有更進一步的商議空間，比起目前，說不定會有更好的結論產生。因此這篇故事的結局，並非任何主張，而只是現實而已。

제 11 장

赤紅地獄

他混在其他患者之中，坐在休息室等待著，一聽到呼叫自己的名字，就走進了診療室裡。雖然他閉著右眼，但一點都沒有走歪，這名直挺挺地走入診療室的男子，閉著的右眼雖然流著血水，但他一面用工作棉手套按壓並擦拭著，一面堅毅地說：

「剛才有根釘子釘進去眼睛裡了，是在用釘槍時不小心射進去的。發生的瞬間實在太快，連閉上眼睛的時間都沒有。我剛剛睜開沒事的左眼，再撐開受傷的右眼，我的天啊！從沒見過這種情況，醫生請你看一下，說說看這該怎麼辦才好呢？」

真是令人吃驚的話啊，我做好了各種準備，帶著一顆顫抖的心打開了閉上的右眼，不小心髒話脫口而出。「媽的！怎麼會這樣！」看不到黑色的瞳孔，也看不到眼白的痕跡，只看到一眼鮮紅慘不忍睹的深淵。本來應該要有眼球的地方，就像滾燙的熔岩一樣，凹凹凸凸高低不平的血塊全都糾結在一起。同時，在這之中，看到中央有個明顯圓圓的東西，是釘子頭，原本應該安穩地釘在牆壁或是木材的釘子，現在釘穿人類的眼球，泰然自若地直立在眼眶裡，結果眼球變成一個什麼也看不到的存在罷了。

如果現在要我說出看過最慘不忍睹的場面是什麼，比起手腳或是身體被砍掉，我最先想起的是這個場景，一個人的眼球爆裂，看到一片赤紅的地獄時，只看到黑色瞳孔被一個又黑又圓的釘子頭取代，就在眼球中央，而它正看著我。

無法置信的劇烈疼痛伴隨著不祥預感，向這位病患襲湧而去，他為了實際確認這個感覺，撐開了他損傷嚴重的眼球，看著自己用了一輩子的眼睛落得如此悽慘的下場，也許直到他跟我開口的那一瞬間為止，都無法忘記那個場面，而且大概也有著這樣的想法吧，「就算我的視力再好，也知道這隻眼睛已經沒指望了，就算我不是醫生也心知肚明啊。我現在變成獨眼龍了啊。」對於失去的，他認為已經全然失去了，所以毫不迷戀地顯得一點都不大驚小怪。

那是一個我無法為他消毒，甚至不可能動手做任何處理的傷口，反正他肯定會變成一個獨眼之人，現在我也清楚地知道了。向眼科請求協助照了電腦斷層掃描照片。這位病患閉著右眼，邁著大大的步伐繳納了電腦斷層掃描攝影的費用之後，躺到了機器中。

在電腦斷層掃描照片中顯示那根大釘子穿過了他的眼球，直到打碎了支撐眼球的骨頭才停止下來。那根釘子的位置非常精準地垂直穿進了眼窩之中，那張照片就好像是有人將模樣清晰的白色釘子不小心放上去所拍攝出來的，就像電腦的一個失誤一樣，就算不管照片，光要想像一根釘子釘進一個人的臉，對任何來說都相當困難。

但是那根釘子上沒有任何可施力的東西，因為在那根釘子穿進眼球的那一瞬間，就已經和一般平凡的釘子不同，變成了一根具有破壞力的釘子，所以不像一般釘子可以用拔釘器拔除，如果將眼睛撐開，從眼球上方用拔釘器將這根釘子拔起的話，眼球和視神經當然也會一起被拔出來，原本支撐眼球的構造會整個崩毀坍塌，造成臉部扭曲。

所以必須讓那根釘子維持在眼球裡的狀態送上去手術才行，在那裡將眼球後方連接的神經與血管切斷，再將釘子包含眼球整個取出，並且修復碎裂的骨頭，之後，在那裡放入一顆白色的義眼。

手術開始沒有多久，醫療團隊打開他的頭蓋骨，將眼框裡面的物體全都清了出來，放在手術房裡綠色布上，那像是標靶被箭射中正中央一樣，已經沒有形體，只是像坨軟爛糊成一團的東西放在那。他們靜靜看著這個物體，但誰也無法說出原本那是什麼東西，也無法說明是什麼東西插了進去。

即使是現在，我有時候也會想起，在那根釘子以飛快速度釘進去的那一瞬間，以及毫無遲疑全然接受事實、走進急診室那名男子的孤獨，還有那顆最後所見是釘子插入的眼球。某些時刻，例如：當我所見的事實，是如此理所當然到讓我難以相信的時候；究竟會看到什麼樣的場景，或是無法預測其存在的時候；思考著還要失去多少，才會變得更加不幸的時候；苦惱著孤獨究竟是什麼的時候；還有當我覺得人生無轉圜餘地徹底完蛋的時候。這些時刻，就會讓我再次想起這一連串的場景，也讓這一連串景象再一次在我的眼前上演。

제 12 장

來自十二層樓的自由

對於每一個人來說，所謂的自由，就是做自己想做的事情，但是對於絕大部分的人而言，所謂的自由，就是可以不做自己不想做的事情。

那是一個對大家來說都很幸福的週末晚上，一個頭髮剃得短短留著小平頭二十歲出頭的青年被送到急診室來，他混在週末患者群中，靜靜地被送往加護病房區的復甦室躺在那裡。穿著休閒、有著健康體格的他，並沒有頭破血流的傷口，但是他無法安穩地躺著，就連姿勢看起來也相當痛苦，無法一刻靜下來地不斷地扭曲著身體。我向救護員詢問。

「在這忙得要死的週末晚上，什麼說明都沒有就把患者突然送進加護病房區的理由是什麼？」

「患者是從十二樓掉落下來的，躺在地上時也像現在一樣，扭動著身體不斷呻吟。」

從十樓以上的高度掉下來，不管怎樣都會死，如果不是奇蹟似的掉到可以緩衝的地方減低衝擊力的話，不管人體任何一個部位，在墜落下來時，都無法對抗地吸引力的重力加速度。如果一開始是頭部最先接觸地面的話，就會立刻爆裂開來；如果是脖子的話，脖子就會折斷；如果是手或是腳的話，就會斷碎掉，同樣的，其他人體部位撞擊地面的話，也會同樣的扭曲或是斷裂，人體能夠承受的衝擊力有著清楚且明白的限制存在，就像某數字和某數字和某數字加起來時，超過一定數值的公式一樣。墜機的乘客，或是火災時從高樓大廈躍身而下的人，通常沒有生存者的可能就是這個原因。從既定高度以上跳下來，那個人的命運，當他的雙腳無法踩踏在任何地方的瞬間，就已經確定了，而且他的身體某處也一定承受到超越人體所能承受的重力加速度的衝擊力。從現在開始，我要確認他受傷的實際狀況，不管公式或是命運，一定要拚命努力才行，而那難以翻越的牆來到了我的眼前。

「為什麼會掉下來呢？是自殺嗎？」

「呃啊……呃呃……啊啊啊啊……」

那是一連串無法理解的尖銳慘叫，對於自殺既沒有否認，也沒有承認，對於已經掉落下來的他來說，承認或是否認都是沒有意義的，這是將死亡放在眼前的自殺信徒們對於問題的回答方式。因為死亡的預感，我變得更加嚴肅面對，於是我握住他的手對他說。

「不管怎樣，我都會試著救你，你一定要盡力活下去，知道了嗎？知道的話就回答我。」

他並沒有回答我，取而代之的，不知是因為椎心刺骨的劇烈疼痛，還是因為感受到死亡的預感，他的雙眼噙滿了淚水。

接著我趕緊檢視他的全身，確認並且掌握他身體受到撞擊的實際情況，這些都沒有花太久的時間，骨盆骨頭全都碎裂癱軟，就像書一樣可以折起來；肋骨輕輕按壓會發出嚴重喀啦喀啦的聲音，全是骨頭交錯斷裂的聲音，很明顯地，十二對肋骨已經碎裂成數不清的小碎塊了，主要用來保護內臟的兩處骨頭完全粉碎了，這種程度的衝擊力，肯定在衝斷骨頭之後，繼續衝擊他的內臟，就算內臟碎裂，那衝擊力道也還有剩。表面看起來好像沒什麼傷口，但是他的傷勢嚴重到令人無法置信。我立刻將醫院能夠提供的血袋與輸液全都準備好，為了要用雙眼直接掌握更清楚的情況，將他送往電腦斷層掃描攝影室，他全身扭曲掙扎地被推往電腦斷層掃描攝影室去了。

在等電腦斷層掃瞄照片出來的時候，我又去診視了週末晚上累積下來的其他患者，他們看來有些不開心，或是有些擔心，分散地坐落在急診室的各處。我看著與死亡無關的他們，即使掛著不開心的表情，看起來也感覺幸福。在那裡，我與患者的父母四目相交，他的父母是最先在街道上發現痛苦呻吟的兒子的人，並且一起坐救護車來到醫院。他們的眼神有些奇怪，不同於一般失去子女的人那樣絕望無助、悲傷，他們眼神看起來就像是什麼事都沒有發生、仍然什麼都不相信。

電腦斷層掃描照片是殘酷的，在照片裡找不到完整無缺的部分，猜測臀部是最先觸地的部位，如果不是這樣的話，他不可能還活著躺在這，第一道衝擊讓骨盆的骨頭全都碎裂，穿過骨盆衝進膀胱和腸子，造成所有的內臟都碎成一團爛糊般，當屁股跌落地面的同時，他往後跌去，背部朝地面撞擊的那一瞬間，背部的肋骨全部斷裂，不出所料，胸腔裡的內臟果然也全都摔成一團爛糊。全身電腦斷層掃描是從上到下一段一段去追溯、查明受傷的過程，還有斷裂的順序。從十二樓，他靜靜地以自由落體的方式掉落地面的瞬間，碎裂的人體，依著與地面接觸的順序將人類身體撞斷變形，如此清晰歷歷在目。

情況比預測的還要更糟，在胸部的兩側插入約拇指粗細的胸管後，隨著管子，血液一刻不停歇地不斷湧出，浸溼了鞋子和地板，從碎裂的內臟裡不斷湧出的血漸漸使腹部腫脹了起來，一開始一點、一點脹高，之後肚子腫脹到圓滾滾的，大到如果用針頭一戳，肚子就會「砰」的一聲爆炸。醫院裡能用的血液幾乎全部都到我面前了，我大聲喊著，這些血液不管怎樣都要灌到患者體內，透過管子血液一秒也不停歇不斷流下，但是血壓急遽下降。意識，必須趕快確認他的意識才行。

「我不是說一定要救你嗎？你明明就有聽到啊，要活著吧？要活下去吧？趕快說你要活下去！」

「炸……炸醬麵、數學，我喜歡數學。」

是幻覺，媽的，死亡近在眼前的幻覺，對於他令人哭笑不得的回答我流下眼淚，以那句話做為結尾，他的意識消失不見了。

人體血液占體重的百分之七，如果是體重七十公斤的男性，全身血液大約五公升，而他的出血量已經超過五公升了，輸血量也直逼五公升了，從數字來看，他的血已經換過一輪了，這種狀態是自己的血液全都流光，只靠他人的血存活下去的狀態，如果沒有輸血的話，他就只剩一具皮囊了。五公升的血全都灑落在醫療團隊身上和復甦室地板上，我卻連墊起腳尖避開這些血液的思緒都沒有，突然，護理師從外面急忙地跑過來叫著渾身是血的我。

「醫生，一群說是患者家屬的人來了，說一定要見醫生一面，可能要麻煩醫生跟他們見一下。」

「現在這種種況，什麼家屬，還一群啊……嗯，知道了。」

我啪嗒啪嗒踩著滿地血的腳步離開復甦室門外。令人吃驚的是，外面有一群和患者一樣頭髮剃得短短小平頭的二十歲出頭青年們，大約超過二十多名的樣子。

「我們是患者軍隊的同期，聽說他因為失血過多快要不行了，所以我們全都趕來了，你也知道我們都是軍人，身體很健康，也都是曾經捐血過的人，不管要抽誰的，抽多少血都沒關係，拜託請用我們的血！朋友都要死了我們卻什麼都沒辦法做……實在沒有辦法忍耐所以全都跑來了。醫生，拜託你了！」

「……」

我感到喉頭一陣哽咽，好不容易才艱難地開了口。

「我能理解你們的心情，我也想要救他，我會代替你們，不管什麼都會去做，但是現在沒辦法立刻抽你們的血，並輸血給患者，醫院裡的血液也很多。各位，請祈禱吧，用你們從出生到現在從未有過的最誠摯的心深深祈禱吧。」

已經輸血輸了一輪半了，現在已經輸血到第二輪了，再一次幫他輸入大量的血液，又是另一批的血液在他的體內循環著。不管是腹腔、還是胸腔，在手術房裡只要將他的內部打開，他的血液就會像炸彈一樣全都噴炸開來，出血速度會變得更快，而造成猝死，所以動手術是不可能的，對我來說也是，除了祈禱以外，沒有其他辦法了。復甦室就像戰場前線一般，血跡斑駁。外頭又再度傳來騷動的吵鬧聲。

「醫生，這次有幾位說是什麼相關人士來了。」

我這次依然啪嗒啪嗒踩著滿地血的腳步到了復甦室門外，這次來的人不知道是警察，還是軍隊的人。

「醫生，請問一下患者的狀態現在如何呢？死掉了嗎？他死掉的話會很為難的，請一定要把他救活。」

「你說會很為難？對我來說還有比患者死亡更為難的事情嗎？現在最想要把那個人救活的人就是我啊。雖然不知道是因為什麼事情，如果是為了調查的話，拜託請之後再說，拜託了。」

他們看著全身血跡斑斑，手激動地在空中揮動的我，像是了解我的意思一樣閉上了嘴巴。我轉身離開，準備去和六神無主的家屬們短暫的會談。

「現在患者失血過多，狀態惡化得相當嚴重，以目前的狀態要手術也是不可能的，現在只能靠患者自己熬過去才行，但是最初患者從過高的地方掉落，負傷情況非常嚴重，輸進去的血液仍然持續不停流出體外，如果沒有發生奇蹟的話，看起來希望相當渺茫。」

「啊，是的……」

家屬們的眼神看起來好像還沒有完全回神的樣子，眼神失焦，呆呆地望著虛無。或許眼裡留有殘像，就像在他們的腦海裡出現了一張又一張的幻燈片一般，也許，是那才幾個小時之前，他們還在一起笑著、聊著兒子的模樣。

很快的輸血量已經超過兩輪，現在進入第三輪了，靠著輸血來交換全身的血液，如果沒有副作用的話，理論上患者是可以繼續活下去的，但是現實卻不是如此，輸進去的血液越多，血液內的凝固因子可能會產生異常，或者可能會破壞體內成分的均衡導致死亡。患者看起來已不像正常人的樣貌了，與死掉的人沒什麼兩樣，他的眼睛不再聚焦瞳孔放大，已轉變成亡者的眼神，靠著呼吸器在呼吸，只剩下從胸管湧出、傾倒了一地的血，和微弱的心電圖波動，證明了他還活著。為了要估量患者的出血量，在旁邊整齊放了胸腔引流瓶（儲存患者體液的瓶子），現在已經累積到無法一眼就能數完的數量了，那滿滿微微晃動的量多到不切實際的地步，看起來就像比起血更加可怕的液體，被裝得滿滿的樣子。

現在除了家人親友們，還有記者們全都聚集在復甦室外面，那裡就像復甦室裡一樣一片狼藉。因為我沒什麼話要對記者說，所以請求他們離開，面對家人親友們重複說著他應該沒希望的話，「應該就快要往生了，沒有生存希望了。」

慘絕人寰的情況又持續了好一陣子，我仍舊努力掙扎，最後患者果然如我所說的去世了。他只留下了爆裂的內臟和地面上一灘又一灘的血跡，死了。得知兒子死亡消息的父母並沒有馬上哭了出來，他們像是在回憶最後記憶片段一樣，兩眼無神回憶著他最後的模樣。

◆

他是軍人，而且受完新兵訓練後，被分配到戰鬥警察隊[1]，一成為戰警，馬上就有美夢般的三天兩夜假期。平凡的兒子、平凡的訓練所生活，威風凜凜的樣子回到了家裡，父母也都很高興。這是他的第一次休假，就和其他的軍人一樣，和朋友見面、一起吃好吃的東西，就這樣度過了三天的休假。三天是如此的短暫，這段時間就像夢一般馬上就要結束了。

必須回到軍隊才行，他的父母說要開車送他回去，他說，好，然後腦子思考著，上車的

1 譯注：是韓國國民義務兵役的一種，包含在義警之中。

話，假期就結束了，自由也跟著結束了，現在開始，又得在規定的時間內睜開眼睛，得在規定的時間內吃飯，所有行動都要遵守規則不能逾矩，而且睡在一層的毯子上，望著黑漆漆的天花板入睡，不管眼睛是睜開還是閉上，都是一片漆黑。從現在開始不斷無限反覆一個又一個漆黑的夜晚。忽然之間，覺得胸口壓上大石般喘不過氣，自由，真的好想要自由，再也不想度過任何一個絕望的夜晚。

在他走出門外之前，跟爸媽說要回房間拿個東西，他回到了房間，父母等著他，然後等了又等，等了好久，他都沒有從房裡走出來，父母打開他的房門，那狹窄的房間裡，他不在那裡。

是十二樓，窗戶，只有窗戶大剌剌地打開，那窗戶的外面，那將脖子伸出去都不忍心看的窗外，那一輩子都忘不了的黑漆漆的窗外。

問他是「想要自殺嗎？」這個既平凡又欠妥當的問題，他以尖銳的慘叫回答，既不承認也不否認，而是用著他的語言告訴我「想要自由」的回答。對於來自這世界上最後一個問題，他如此大聲的吼叫應答後離開，我是這麼想的。

제 13 장

被刀砍的中國人

我在學生時期曾去過中國，是一次頗長的旅行，還有一次是語言進修的遊學。混在中國人之中，和他們一起吃飯、聊天，每次去中國總是秋天時，大陸不管什麼時候總是令人感到冷颼颼又有些孤單，因為語言溝通上並不那麼順暢，不管他們靠得再近，在我們之間總有一道隱形的牆存在，聊得越是深入，越是確信他們和我彼此不是同一掛的，有人總是用吵雜的聲音說著聽不懂的對話，那是喧譁吵鬧的寬闊中國。我很喜歡那一份孤單與寂寞，在那個他人的世界裡，我是如此幸福，那是我所選擇的漂泊流浪，而流浪在某一瞬間就結束了，我成為醫生在醫院裡工作。

我們的醫院臨近中國人群居的地區，只差一個街區距離，那裡到處充滿著用中文寫的廣告看板，所以想當然爾，醫院裡中國患者也滿多的。對他們來說，這裡是異國，不管韓語再怎麼不熟練也必須使用韓語，而且醫院也不會特別為了他們著想，由於他們大部分處於社會底層階級，受傷的話，也總是比一般人更重，生病的話，因為無法溝通也無法理解他們哪裡不舒服，我們和他們彼此無法溝通，總覺得他們像是另一個世界的人一樣。有時候他們來院看診的人特別多時，同事之間也會開玩笑地說，乾脆把醫院所在的地區名字加上一個中國行政區的「省」字。「看到這些中國人，還真不知道這裡是韓國還是中國呢。」就跟他們艱辛的生活一樣，治療他們的時候也總是特別費心力。再加上他們許多無法理解的行為，更顯得他們在經濟上的無能為力。因為我也是這裡的醫生，我的視線也沒什麼特別不同。不管是韓國人還是中國人，現在被救護車載來的病患已經多到滿出來了，比起我無法理解的那群人的安危，眼前我的安危顯得更加危急啊。

他們受傷的理由經常和我們不一樣，這種情況常發生，他也是一樣。他在寒冷的冬天裡穿著滿是血跡的白色內衣，被一一九救護車送到了急診室，擔架上沾染著許多血漬，顯得血跡斑斑，後面跟著的是表情皺成一團的太太，身上沾滿血跡，拿著一把廚房剪刀一起走了進來。

「患者，你是被剪刀刺的嗎？」

「這人不會說韓文，被剪刀刺的，請趕快幫他縫一下。」

患者看來完全不會說韓文，所以由他的太太代替他回答，他太太的語氣腔調完全就是個朝鮮族，雖然聽起來好像還餘怒未消的感覺，但是不知道是不是因為看到丈夫流了滿身血所以感到擔心，因此口氣顯得相當緊張。這看起來一定是夫妻吵架，夫妻吵架吵到拿剪刀，中國的規模氣度果然不同凡響啊。

在診療室裡將患者的白色內衣脫掉，看起來才二十多歲的樣子，腹部和全身充滿了結實的肌肉，頭髮剃得短短的，一臉凶狠流氓的樣貌。當脫掉衣服後，馬上映入眼簾的是他那刺滿上半身東方式的紋身，就像那總是在醫院前徘徊，不願意和他有任何眼神接觸的典型中國人。我早就開始有不好的預感了，忍不住心想「像我這樣善良的人，竟然得要做這種事，縫傷口時，要小心不要破壞了紋身好好縫才行。」

我機械式地確認傷口，在胸口處的達摩大師那有著一道傷痕，這裡的傷口看起來不是什麼太大的問題，為了確定背部，將他一翻過身來，一條衝上雲霄的飛龍出現在我們的眼前，龍身就跟達摩大師一樣看起來沒有很深的傷痕，但是在龍的脖子下方可以看到一個很深的傷痕，把手指伸進去時，竟然整根手指就整個沒入傷口。「嗯，滿深的，但是幸好不是在紋身邊界的地方，而是在身體部位，這樣要縫起來應該也會比較方便點。先送去照電腦斷層掃瞄，立刻確認狀態。」我一點也不緊張地幫他吊點滴，送他去電腦斷層掃描室。

「我先生沒事兒吧？」

「要先照電腦斷層掃瞄才知道。」

「不是啊，我問你他有沒有事，不是嗎？只不過是問你他還好嗎？這樣而已啊。」

「所以，我們要先照電腦斷層掃瞄，看了照片以後才能告訴你他的狀況啊。」

他的妻子非常生氣地對我們發脾氣，可能是因為自己的丈夫流了太多血很擔心，所以處於激動的狀態，說的也是，這樣的工作和經驗，又有誰會習慣呢？但是我在他照電腦斷層掃瞄的同時，又幫一位腹痛的患者做了診察，又幫幾個一般撕裂傷患縫合傷口，所以有些忙碌。對著跟到縫合室大聲叫罵的患者妻子，我也大聲回應她說：「難道沒看到還有其他患者嗎？」在縫合時，電腦斷層掃描結束，被紗布覆蓋的一條龍被推進了隔壁床位。

脫掉了手套，沒有多想就把電腦斷層掃瞄照片打開來看，一邊的肺部已經完全扁掉凹陷下去了，剛剛流出的血已經填滿了整個胸腔，在短短時間之內湧出來的出血量已經壓迫到另一邊的肺了。非常嚴重的重傷，如果我太自以為是而掉以輕心的話，這可是馬上就會死亡的重傷患者呢。腦子裡閃過以前曾因我的自傲而喪失性命的患者們，我立刻集中十二萬分的注意力全神貫注，「媽的，整把剪刀全都插進去了，以為只是普通夫妻吵架小小的傷口而已，結果竟然是大火砲轟的夫妻吵架呢。」對於親手刺進這麼深傷口的妻子，她剛剛的喧譁吵鬧，我突然變得可以理解，同時也閃過，如果早知道她是這種女人的話，剛剛應該要對她更加親切，不過這念頭一閃而逝，現在必須要把患者救活才行。

我立刻緊貼到患者身邊，患者呼吸變得急促，全身也已經失去了血色，在照電腦斷層掃描的期間，血壓已經掉到十分危險的地步了。雖然現在還有些意識，但已相當模糊，他嘴裡一直喃喃自語聽不懂的中文，他的妻子一看到先生這個樣子，現在說的也不再是韓語，而是讓人無法理解的悲鳴哀嚎。現場情況突然變得相當寒冷，只有常與死亡相會的人才能感覺到的毛骨悚然恐怖感貫穿全身。

「沒有打電話的時間了，直接請胸腔外科一定要下來，跟他說現在立刻要開刀，要不然病患就要死了。」

我大聲吼喊著要人拿來最粗的胸管中央靜脈導管，也呼喊著要人趕緊準備大量的輸液和幾公升的血袋。他來到醫院已經超過三十分鐘了，這指令已經為時已晚的話，這全都是我的責任啊，如果沒辦法讓他活著進手術室，我實在沒有辦法承受那相反的事實啊，我用力握緊了拳頭。

通常需要事先說明患者的狀態和懷疑可能的疾病，也要解釋關於導入胸管以及置入中央靜脈管的手術，還有可能會引起的副作用，接著就是請患者家屬簽同意書了，但是現在連麻醉的時間都不夠了，就算跟患者說明，患者也聽不懂，而他的家屬現在也可能沒辦法消化這一串資訊，如果一定要遵照程序來走的話，患者一定必死無疑的啊。不管三七二十一了，先拿起銳利的手術刀開了再說。在患者身上摸了摸，往第七根和第八根肋骨之間用力一切，手術刀輕易地切了進去，切開了一個洞，我把手術刀一丟，不帶任何情感地就把兩隻手指頭往切口刺了進去，血在那裡面滾滾波動著。

我用大大的鉗子將胸管夾住，在還沒有完全麻醉的狀態，毫不猶豫就往那洞裡嵌了進去，患者用他最後的力量蜷縮了一下身體。胸腔內的壓力透過管子被擠壓出來，血液就像就像爆炸般不斷地噴湧而出，一剖開就噴射出來的血泉全都往我的手術服上衣、褲子、甚至鞋子依序傾瀉而下，我連躲避的時間、空間都沒有，只有專注地將胸管推到底插到好，現在血液已經流到地面堆積成一灘小血灘了。裝血的一點五公升瓶子就放在病床旁邊，就像有人拿水不停地一直倒入一樣，水位一直上升。我拿出最粗的線一點也不猶豫地將插入胸腔導管部分縫起來，身後患者妻子又開始放聲大叫了。

「救救他吧，我叫你們救他啊！」

我不顧穿戴著沾滿血的衣服和手套，直接一把拉開病床的簾子走到外面大吼。

「如果你再這樣大吵大鬧防礙我的話，你就真的會變成殺人犯，現在，麻煩你安靜一下。」

患者的妻子仔細看著全身就像是被一桶血直接倒到身上的我，終於真的安靜了下來。導管一插入胸管之後血壓馬上就掉下來了，患者現在全身像是褪色一般變得一點血色都沒有的蒼白，達摩大師也顯得無精打采地低下頭來。我幫患者戴上氧氣面罩為他輸氧，戴著氧氣罩的他不知道嘴裡呢喃著些什麼，我脫掉了沾滿血跡的手套，換上新的手套後，立刻為他在肩膀處安置輸血用的中央靜脈導管，雖然他的身子稍微掙扎了一下，但幾乎沒什麼反抗地就讓這粗大的針插入他的體內，如同我的滿意度，中央靜脈導管也被置入患者的體內，開始執行它的角色——大量為患者輸入血液。

但狀況並不是很好，患者因血胸，每小時輸入超過兩公升的大量血液。內側的動脈破裂，血持續不斷地湧出，患者的狀況必須要馬上動手術才行，而且死亡的可能性也相當高，不僅是輸血和輸液的程度而已，連血壓和意識也只是維持在不會死的程度而已，這是一場艱辛的苦撐之戰，只有進到手術房後，把肋骨撐開夾住動脈破裂的出血點，才有可能活命，只要他能撐下去就行了。從麻醉科到手術房，在我的威脅強逼之下，緊急手術才順利地準備，我繼續拿著針筒往患者的血管裡刺了進去，強力地阻止患者血壓繼續下降。每次針筒刺進他的身體，他的身體就會稍微蜷曲，他連叫都不叫，全身無力地只是無神地望著天花板呢喃著，意識逐漸模糊，他的話語顯得遙遠飄渺又不清楚，凶惡的雙眼也變得朦朦朧朧。

從四方奔來的血液毫不猶豫地全往患者灌了進去，止血劑和血漿也一起輸進體內。患者跳動的脈搏維持在安全線上，氣體交換的狀況也勉勉強強可以。患者就像是睡著了一樣，但還是看得到他對痛感的反應，雖然血壓還是一點、一點有些往下掉，但幸好下降到了馬奇諾防線[1]就停住了。如果患者不是年輕健康的二十多歲青年，恐怕早已一命嗚呼了。患者靜靜地躺在血

1 譯注：代表「最後的防禦線」，源自於第二次世界大戰時，法國為了阻擋德國的入侵，花費鉅資在國土邊境所建設的一條堅固築壘防線，但最終德軍繞過馬其諾防線，經由阿登高地進入，擊敗法軍。因此「馬奇諾防線」代表著絕對不能跨越的防禦線之意。

泊之中，他的血已經換了好幾公升了，所有醫療團隊的人也都渾身是血時，手術室電話來了，進到手術房後，手術並沒有花很久的時間，應該馬上就可以恢復了。「活下來了，贏了。在生死的岔路上，已經把他搶救回來了，他太太也可以免去殺人罪了。」

我終於感到稍微安心了，因為在短時間之內急速地貫注了我所有的精力，現在有些虛脫無力的感覺。我一直到最後一刻都站在患者身邊，不斷確認血壓、脈搏和血氧飽和度，也一面不斷地思考著，「我把他救活了，這個人，應該要感謝我。以前的病例真的很有幫助，才能使我立即專注精神處理。可是話說回來，我剛剛應該有點帥氣吧？全身都是血地把胸管用力一插，而且還對他太太大吼大吵，她有可能會成為殺人犯，叫她安靜一點。哇，真的很帥氣又很痛快的臺詞呢，嘻嘻。」我顯得相當得意洋洋。站著幫患者做了最後的脈搏觀察，有些沉浸在自我陶醉的氛圍裡。

現在患者離開急診室，正要被送往手術房，我看了他最後一眼，這是第一次他和我四目相對，他一直到最後，都還是不斷地呢喃著，那眼神、那嘴形、那語言、那念頭，突然之間，他的話就像閃電一般，打進了我的腦中，傳來了一陣電流。

「我要死了嗎？」他用中文這樣不斷呢喃著。

是一句非常簡單，極度簡單的話，也是一句讓人無法不知道，無法不理解的一句話。短暫的遊學和旅行，喔，不，就算沒去過中國，也可以聽得懂的一句話，「我要死了嗎」五個字所組成的簡單疑問句。

他們的漂泊並不是他們所選擇的，那是在陌生國家裡，為了賺錢生存下去的人生征戰，在一個語言不通的地方，他們孤單寂寞卻必須得生存下去，這並不是一個完全無法理解這些道理的世界。在一個陌生的國家，當身體被突然飛來的剪刀刺中時，從自己的身體不斷大量出血，在陌生醫院裡，只能任由一句話都無法溝通的醫生，前前後後絲毫不留情地拿著粗大的針戳進身體，忍受著劇烈疼痛，當自己的世界分崩離析，而意識也逐漸模糊時，周遭全都是一片血海，自己也躺在自己的血泊之中，看著由胸管不斷湧出自己的血時，想要知道的事情也只有一個，就算沒有人聽得懂，也一定想要開口問的這件事，只要撐過這個，就可以活下去嗎？活著就可以睜開雙眼嗎？他，從一開始呢喃著的話語，就是這個疑問啊。

就像是被閃電打到一般，那句話貫穿我身體的那一瞬間，原本塞滿腦子裡的血壓、脈搏、血氧飽和度等，一下子全都跑光了。在這裡，唯一能夠聽得懂、理解這句話的人，只有我而已，而我是他的主治醫生，我掛著醫生的名牌，卻徹底無視患者的尊嚴與孤獨，突然感到自我厭惡，一陣作嘔的感覺湧了上來。我第一次仔細地正視他的眼睛，然後張開嘴，一字、一句，清清楚楚地說，那是我這幾年以來第一次開口說中文。

「你不會死的，你馬上就會舒服地睡著，等你眼睛睜開時，就會展開你剩下的人生，所以你絕對不能死，我們會把你救回來的。」

雖然他沒有做任何回答，但是嘴裡也不再呢喃不斷了。不知道是不是意料之外突然聽到自己的母語，又或是因為意識變得更模糊的關係，他的表情看起來有稍稍放鬆的樣子，而且馬上放鬆脖子，原本失焦的眼睛望著天花板。不久，載著他的病床就被快速地推進手術房裡。

熬了一整夜，到了早晨準備要下班了，加護病房的病患名單裡，有著他的名字，他還活著，電腦畫面顯示他的生命跡象穩定，他的幸福依然是從電腦裡所顯示的幾個數字代替回答著。我在腦海裡思考著等他張開眼睛，看見加護病房，展開他剩下的人生。「至少他應該不會覺得我在說謊吧。」我對於所有一切，突然感到害羞不好意思。

走出了急診室的大門，冬天的寒風顯得特別凜冽凶猛，而我的其他人生在此展開。

제 14 장

飄蕩在虛空中的人

上吊的話，人會死掉，這也是成功率最高的自殺方法。綁住脖子的人，如果沒有任何奇蹟，就會靜靜地死去。

透過勒住脖子而死的方式可以分成兩種，一種是絞刑，另一種是就是我們熟知的上吊自殺。絞刑是一種讓頸椎脫臼達到死亡的方式，死刑犯直立站好，執刑人將一條粗繩纏繞在死刑犯的下顎和後腦勺，準備好之後，執刑人會按下執刑按鈕，輕輕地一個按壓，施力於按鈕之上，死刑犯所站的地板就會突然打開，哐啷，犯人的體重會因為重力的關係，突然全部集中往下墜落，如此一來與顱骨連接的第一節頸椎就會和承載剩餘部分體重的第二節頸椎分離，頸椎脫臼斷裂。凡是脊椎動物，當脊椎和中樞神經互相交錯和斷裂的那一瞬間，就會立刻死亡。因此死刑犯在按下按鈕的那一刻，馬上就會死亡。

但是這樣的方式，在現今社會幾乎快要看不到了，大部分都是以第二種方式死去的。第二種方式就是當我們自己想要結束生命時，照著本能去做的方式。選一條有韌性又堅固的繩子綁在脖子上，繩子的另一端固定在天花板上，接著把自己站著的椅子踢倒，或是往哪裡一跳，勒緊脖子。承載體重的繩子會瞬間將脖子前面兩條頸動脈壓制完全堵住，當這兩條血管一被堵住，就會馬上阻斷腦部血液供給，腦部的氧氣也會變得極度敏感，瞬間就像被切斷電源的電腦一樣被強制關機，人類的意識和行動也會立刻停止。但是在這樣的情況之下，其實人並沒有即刻死亡，只像塊垂墜拉長肉塊一般的人，如果他的脖子還繼續掛在那條繩子上的話，那麼一切就結束了。意識被狠狠壓制的人，是無力抗拒死亡的呼喚的，所以飄蕩在虛空之中的他，一動也不動地慢慢死去。像這樣的方式，繼續維持勒緊脖子的狀態，就算這個人他雙腳踩踏地面，也可以勒住脖子死掉，坐著也可以，甚至以趴著的姿勢也可以上吊死亡，與死亡的對抗，和姿勢一點關聯也沒有。

因此我們可以知道的事實是，當脖子被勒緊的瞬間，到生命完全結束之前，如果沒有任何人將繩子鬆開的話，人，必死無疑。

◆

那是一個自殺者傾巢而出的夜晚，他們頑固地選擇可以成功的方法與情況，決定結束自己擁有的這輩子，那晚這樣的人多到令人覺得荒唐不可置信。就像收集了我所身處的醫院方圓內的所有憂鬱一樣，還沒整理善後好的自殺者屍體旁邊，又放了另一具自殺者的屍體，一具又一具自殺者屍體堆疊的夜晚。在那縫隙之中，緊緊抓著各個屍體，那失去丈夫的妻子、失去父親的女兒，以及失去孩子的母親，抱著屍體痛哭失聲。如果站在那一具一具整齊地躺著的狹窄空間，瀕死之人或是已經逝世的屍體，傳達了無法意識到的人格解體障礙（自我感喪失）[1]和違和感，站在無法支撐起身體的家屬們的中央，讓我感到相當不現實，原本不該發生的事，竟然密集地群聚在這個空間，每次站在這個地方的時候，我總是想像著可以把發生在這些人身上的事情，連同站在這塊空間裡、這個地方上的我，全都用力地擦拭不見吧，擦了又擦，使勁地擦拭到全都磨損不見為止，拜託，讓這裡所發生的事情全都可以時間倒流回去吧，如果只讓一件事情可以時光倒流的話，我真心祈求讓這個極度深沉的悲傷空間可以時間倒轉。

那是一個這樣的夜晚，就像被惡靈附身般特別的夜晚，屍身們排列整齊地搭配著嗚呼與哽咽來到我面前的漆黑夜晚。傍晚，原本個性爽朗的一家之主，在一點徵兆、一點跡象也沒有的情況下，突然就在自己家中庭院的一棵樹上吊自殺了，他懸掛在那棵自己親手栽種的樹木上，看著自己的家好久好久。上小學的大女兒看到爸爸這樣，趕緊爬上樹把繩子解開，媽媽幾乎接近崩潰，對於現場情況一句話也說不出來，戴著眼鏡的大女兒抱著正在哭的妹妹，對於現場狀

1 譯注：精神障礙的一種，患者會持續或反覆感到自我感消失，或是失去現實感。

況一字一句清楚地說道。

「爸爸在六點十五分的時候出了家門，在七點三十分的時候是我發現的，一打開大門，發現他正看著我，我馬上就把繩子解開，但是爸爸卻一動也不動了。」

孩子親眼目睹了父親的死亡，卻沒有手足無措地哭泣，一手抱著妹妹，一手輕輕拍著抱頭痛哭的媽媽後腰安慰著。

「媽媽，媽媽，沒關係的，媽媽。」

我很想給這孩子一個大大的擁抱，和她們一起哭，但是擔心這樣的舉動也許會更加深她不幸深淵，所以我強忍住淚水，故做鎮定地冷靜開口告訴他們。

「已經過世了，你們的爸爸、你的先生已經離開人世了。」

那孩子純真的眼神顯得堅毅無比，本能與好強彷彿告訴自己絕對不能倒下，顯露出一點都不像孩子般惡狠狠的表情，這樣的場景比起痛哭失聲的場面更加令人感到悲傷。那孩子咬著下唇站在那邊好長一段時間，不久後，三個人就和躺在那邊的一家之主一起消失了。

那是這樣的一天，在那悲痛哭聲消失之前，有一隻手臂整個被煮熟的建築工人被送到醫院來，幫他在空中揮舞著剩下的手臂麻醉的那段時間，又有一位醉醺醺到身體搖搖晃晃，沒辦法好好控制身體，結果後腦勺撞到車子死掉的一家之主被送來，這設立結界的空間裡又是另一陣悲悽哭喊之中，有個瓦斯中毒的青年被送來了，結果我既不能躺、也不能站、又不能坐，最後連呼吸都很困難。那是殘酷又痛心悲傷的一天，很想要躺在地上摩擦，使勁地摩擦讓這一切全都消失的夜晚。

他，是那天另一位成功的自殺者，擔架遠遠地推了過來，進來時他的臉色已經發黑，身旁已經六神無主的家屬跟著一起跑了進來，那位患者任誰一看都是完全沒有生氣，臉色黑到發紫。他的頸子上被挖了一道非常鮮明深邃的傷口，身體的明亮度以那道傷痕為界線，明顯地區分開來，勒緊部位的上方呈現毫無血色的一片慘白，下方則是積了一片黑紅的瘀血。這是纏繞在脖子上的那條繩子支撐了上吊者體重很長一段時間典型的現象。他的下顎關節也已經僵硬了，在確定已經死亡之後，他還懸掛在虛空之中好長一段時間。

兒子拍打著已經變色的父親的臉。

「起……起來，求求你，爸爸，嗚嗚……」

他下掌的位置不是很正確，所以看起來就像在空氣中胡亂揮舞一樣，他一看到我就把窸窸窣窣作響的繩子推到我的面前，抽咽地開口說。

「爸爸進房間大概三、三小時了，因為實在太安靜了進去一看，這才發現他掛在天花板了。幹，繩子根本沒辦法解開，只好用剪刀把繩子剪斷把爸爸救了下來。雖然我有幫他做心肺復甦術，可是……爸爸他的臉色……媽的。」

他推過來的細繩是超市裡包裝物品時常會拿來使用的塑膠繩，非常輕，也不容易斷，免費可以拿的隨處可見，隨手可取得。廉價的細繩可以支撐人的體重，而這人就這樣廉價地死去。仔細檢查那條繩子，他綁的結相當複雜，複雜到絕對不可能解開的程度。當他看到父親，一發現了這條細繩存在的事實，就意識到已失去了父親，他死命地用力拉扯這個掛在空中的繩子，指甲幾乎都快斷掉了，但繩子怎麼扯也扯不斷，只好衝到廚房將筷子筒全都倒了出來，六神無主地翻啊找的，終於找到了剪刀讓他把繩子剪斷。倒落在地的父親、綁著複雜的繩結痛苦死去的父親，廉價、痛苦、瞬間死去的父親。

「他已經去世了好長一段時間，不管怎麼做心肺復甦術都是沒有意義的，他上吊狀態已經維持相當長的時間了。」

「呃啊啊啊啊啊……啊啊……」

他捶打著父親的遺體，手因為猛烈敲撞到床的欄杆，發出了巨大且低沉的聲音，那聲音被其他痛哭聲所淹沒，變得模糊聽不太清楚了。他們就成了那天進入這個空間的第五起悲傷故事的主角。

我就像是進入了人格解體狀態，顯得失魂落魄地站在那邊，突然之間就好像在夢中一樣，我在這樣的場景上方俯視著這一切。摸著父親已經僵硬後頸的場面、右手臂浸到了鐵漿裡的場面、車子追撞過來後腦勺碎裂的場面，這一幕幕的場景。很快的，身旁病床有一位割腕女子被送到了，手腕的血噴得到處都是，痛得滾來滾去，我站在一旁發楞看著那些血滴，喃喃自語。

「這個要消毒，現在立刻把她綁起來固定住。」

未知的不幸，看不到盡頭，黑暗似乎沒有要結束的意思。

手中抓緊細繩的兒子頭靠在屍體上不斷磨蹭並且嚎啕大哭，比起其他人更久。他痛哭悲嚎了好一段時間之後，不知陷入什麼思考之中依舊維持著發楞的狀態，突然轉頭向我問道。

「屍體到這種程度的話，通常是過世多久以後的狀態呢？」

「要知道正確的時間是很困難的，但是依臉部顏色和顎關節狀況判斷的話，大概已經過了一小時至一小時半左右的樣子，這是完全無法挽回的時間了。」

「噎……噎嗚……嗚啊啊。」

聽了這話之後，他將細繩一丟，整個人癱坐在地，雙手緊緊揪著自己的頭髮，不知道用了多大的勁抓頭髮，幾撮頭髮從他緊握的雙拳中掉出來，因為哭泣整張臉都看起來糟透的他，用力胡亂瘋狂地捶打著急診室的地板，因過度用力拔下的頭髮散落急診室的地板。砰砰砰的捶打震動傳到了我的腳底，甚至在我身旁掙扎的女子身下的床，和其他在地上痛哭的人們都有感覺到微微抖動，他的拳頭感覺再過不久就要碎了，突然他放下手，深深呼吸，穩定自己的情緒開口對我說。

「爸爸就睡在我的隔壁房間，我人在臥室，爸爸就在我旁邊的房間啊，只隔著一道牆啊，一個小時半，媽的，醫生你知道我在做什麼嗎？吃飯吃得太撐，肚子太飽躺在那邊一邊看著電視，一邊像個笨蛋哈哈大笑，一邊又跟折衣服的太太開玩笑，吵吵鬧鬧嘻嘻笑笑的同時，而我的爸爸……難怪說不要吃飯，在旁邊的房間用這細繩綁了個結上吊了。兒子這個笨蛋竟然舒服開心地躺在那邊，爸爸卻吊著自己的脖子慢慢死去。他媽的，如果早一點過去看的話，不孝子就有機會可以救活爸爸了，竟然連我這不孝子腦子裡都完全沒想到爸爸，嘴巴張得開開地笑著，竟然隔壁房的爸爸就吊在空中都不知道，還在一旁開心地看著電視嘻嘻鬧鬧的，一輩子都這麼辛苦的爸爸……就在隔壁房間的爸爸……竟然吊在那邊一小時半……我……真的……是個王八蛋，這個王八蛋……我乾脆死了算了。噎嗚嗚……」

他又再度緊緊揪著自己的頭髮，頭髮又再度，拔掉了好幾撮。

最後他陪著上吊的父親離開了急診室，直到離開的時候他父親脖子上的那條勒痕，一點都沒有變淡，反而看起來更加鮮明了。我專注地看著腳步蹣跚的兒子背影，那是被下了最令人害怕狠毒詛咒的背影。

在他的腦海中肯定不斷地重演著那一小時半的場面，想像著把盯著電視看的自己雙眼挖出來，開著玩笑嘻嘻鬧鬧的舌頭剪掉。失去意識整著身子癱軟垂吊在那，靜靜死去的父親，在我舒適地躺著的時候，還沒死去吊掛在那裡的您，到最後一刻都是孤單一人的您。他清楚地記住那一小時半他所做的事情，就像詛咒一般，要他一輩子都忘不了。不管發生什麼事，他永遠無法忘記自己最後的不孝，比起不孝，他更無法忘記發生在自己身上的慘劇，比起慘劇，更像是地獄一般的時間，他絕對不可能會忘記的。

當這一切消失之後，就連地板都沒有留下任何痕跡似的，覺得自己成為只是等待著詛咒與慘澹來臨的人，想要剪斷我那宣判數不清死亡的舌頭，使勁拔掉那舌頭。我轉頭看著那淒涼的地方，漆黑又詭異的夜晚四處蔓延，世界就像不會再度光亮一般，而黑夜卻永遠持續下去。

제 15 장

流浪漢的新年

即使是一年的最後一天仍然還是有生病的人，人們回想著過去幸福的一年，並且想像著即將到來的新的一年，邁著大大的步伐走在回家的路上時，在某處一定也有著因為病痛而蜷曲著身子的人。對於生病的人來說，一年結束的最後那一天，就像其他的每一天一樣沒有差別，因為沒有病痛的日子遙遙無期，只會出現在想像之中罷了。過去的一年是否幸福？未來的一年是否充滿希望，對現在正在病痛之中的人來說，都是非常難以分神去思考的事情，所謂的幸福，對於他們就像從未存在過的事物一樣，將所有都忘卻而顯得更加孤單寂寞痛苦。

◆

一一九擔架推來了一位流浪漢，身上傳來了陣陣陳腐的酒臭味以及令人不舒服的惡臭。不管因為什麼理由，流浪漢被送來醫院都是相當稀鬆平常的事情，但是不僅僅是經濟問題而已，無法正常溝通的狀況很多，所以要解決各種問題也相當不容易。那一年的最後一晚，我一邊思考著我那些微的不幸，一邊替病患診療。

問他哪裡不舒服，他說幾天前就開始嚴重腹痛，不僅如此手腳還伴隨著刺刺麻麻的感覺，似乎還有些萎縮的樣子，這種情況也是幾天前就一直持續到現在。四十多歲的患者穿著流浪漢特有的骯髒又充滿髒汙的衣服，傳來陣陣明顯的惡臭。今年年初時甚至因為腦中風而被送來醫院，最近沒有吃東西卻只是一直喝酒，用他發麻的手用力抱著腹痛如絞的肚皮，他蜷曲著身子臥躺在病床上。

像他這樣的患者並不是什麼特別的病例，我默默地一邊聽著他的話，一邊替他檢查，首先必須先幫他檢查嚴重疼痛的肚子，我掀開他那破爛又髒汙的上衣，在他的肚子上施加壓力，他的肚子被我按壓的地方都會立刻因為劇烈疼痛而顫抖，整個腹部都是相同的反應，結束了檢查，我的指尖沾滿了患者的疼痛。

一定有些什麼，那些被閒置在醫療死角地帶的流浪漢可能有著出乎預料的疾病或是炎症，必須要做檢查才行，但是在這種情況下，會產生費用的問題，不知道是不是他讀出我的心思，他拿出了一個銀行的信封袋。

「這裡有錢，如果要錢的話，這裡有，拜託請幫我做治療。要不然把這錢先放到院務科吧，請幫我叫一下院務科的人好嗎？」

信封裡整齊地放著一綑萬元紙鈔，看來足足有一百萬元[1]左右的樣子。

負責的院務科職員一邊嘟囔著第一次看到這種情況一邊走了過來，他一看到流浪漢馬上就跟他說明。

「這裡不是幫你保管錢的地方，所以沒辦法幫你保管全部的錢，但是因為你沒有健保的關係，醫療費用會滿貴的，可能會產生拖欠費用的可能性，所以先拿三十萬元[2]做為保證金。」

我一吩咐要幫他做電腦斷層掃描之後，那職員又向患者走去。

「雖然還是沒辦法幫你保管錢，但是你的醫療費用比預想的還要多出更多，請麻煩再多給我三十萬。」

裝錢的信封很快就變得薄了許多，也因為有了保證金的關係，一切檢查都順利地進行，當患者在做檢查的期間，就開始講起錢的部分了，不對，是開始單向的自言自語。

「要幫你做血液檢查。」

「不管什麼檢查都請幫我做，我剛剛有繳錢，而且還有剩。」

「要幫你照電腦斷層掃瞄。」

---

1 譯注：約新臺幣兩萬七千元。

2 譯注：約新臺幣八千元。

「我剛剛已經繳錢了，請放心幫我照吧，只要讓我不要再痛就行了。」

「現在要幫你注射止痛劑。」

「打了就不會再痛了對吧？那請幫我多打一點，剛才本來要先付一百萬給你們保管，可是他沒有拿去。」

也不知道是在炫耀錢，還是在發牢騷抱怨，這些話在安靜的急診室一直冒出來，本來一開始沒當一回事的人們，漸漸開始皺起眉頭了，現在甚至就算沒有人問，患者也會拿著信封，抓住經過的人對他說。

「錢……我領了很多錢過來了。」

年末寂靜的急診室裡，迴盪著一位流浪漢不停嘮叨著錢的話語，連我一直聽著那個聲音都漸漸覺得厭煩不舒服，內心對患者起了厭惡的情緒，又不是很有錢的人，為什麼連到急診室都要一直炫耀自己有錢？別人也是繳了該繳的醫療費，憑什麼要求多給他一些特別的禮遇，真的完全無法理解。

檢查結果馬上就顯示在電腦螢幕上了，不管在畫面上怎麼詳細翻找，什麼都沒有發現。除了肝指數有些偏高以外，其他真的什麼都沒有，就和一個健康的人沒什麼兩樣。我走向那位流浪漢身邊說道。

「檢查結果顯示你沒有任何異常，很健康，所以我們沒什麼可以為你做的，可能是因為酒的關係吧，酒精造成的胃炎引發腹痛，是一種酒精性的神經障礙。一開始這樣不吃飯光喝酒的話，就算不會痛，對身體已經很有負擔了，這個不是馬上就可以解決的問題，等到恢復健康，過一段時間就會比較好了。」

不知道是不是因為疼痛稍微減緩了，他安安靜靜聽著我說話，過了一會兒等我說完話，那雙充滿血絲的雙眼以及有些緊張的表情看著病床一隅好一段時間，這才開口說道。

「我本來是一個企業家，但你看我這樣子也知道我完全失敗了。已經不記得從什麼時候開始流落街頭，坐在街頭喝著燒酒這樣一天過著一天生活著。但是有一天突然肚子好痛，一開始想說喝酒的話肚子就不會那麼痛了吧，但是漸漸地酒醒了肚子還是好痛，所以又再喝酒，但肚子就好像變得更沉更痛了，一直反覆，直到今天肚子痛到沒辦法再忍耐了，不管怎麼喝酒，就連呼吸都變得困難，肚子痛也一點都沒減緩，好像有人拿著刀子在割著我的肚皮一樣，連一根手指頭碰到都會痛得受不了，我想再這樣下去大概會死掉吧，只要肚子不要再痛，要我怎樣都沒有關係。」

他眼眶泛紅，稍微停頓躊躇了一下，才繼續說道。

「所以跑去銀行把今年攢下來的所有錢全都領出來了，一百萬，這是我所有的財產。但是因為我沒有電話，沒辦法打電話給一一九叫救護車，只好攔了計程車，一副快要死的樣子請司機幫我打給一一九，然後才被送到醫院。」

真的是他媽的。聽完他所說的一切，我的眼前變得一片漆黑，腦子也被悶棍狠狠地敲了一記顯得一片空白。這位除了一副身軀外什麼都沒有的人，究竟如何花了一年的時間，才辛辛苦苦攢下來一百萬，我對那樣的世界完全不了解，但是我又怎敢去猜測他是如何辛苦與忍耐才攢下的呢？而他願意用他一年時間辛苦與忍耐所賺取來的所有一切，只為換取平息這一夜劇烈腹痛，我無法臆測讓他屈服的這個劇痛，究竟有多麼地痛不欲生，而這個我所無法想像的深刻痛楚，就切切實實發生在他身上。

他辛苦遞出了過去三百六十五天，每天都充滿苦難艱難地撐過好不容易才裝滿的信封，只求不要再痛，而我卻像蛇一般吐出蛇信，像是吃掉他的錢一樣只吐出「檢查結果沒有異常，我們沒有什麼可以為你做的」這類的話，手和腳抖得有如風中落葉一樣，我到底做了些什麼啊？這種事，是所謂醫生的我所做的事嗎？真是太羞愧了，我真的沒辦法抬起頭來感到無比羞愧，真想找個洞鑽進去算了。

那天是十二月三十一日，他的新年和我的新年同時到了，雖然很短暫，但是我和他一起迎接了新年。

「檢查結果顯示沒有異常，但不代表疼痛就不存在，只是原因不是現在可以立刻解決的，你的痛症應該是起因於現在的整體生活，所以像現在這樣喝酒，搞壞身體的話，身體怎麼可能會不痛呢？希望你可以不要再喝酒，能定時吃溫暖的飯菜，在溫暖的地方睡覺，這樣持續生活的話，或許有天肚子就不會再痛了。我現在能為你做的除了這個沒有別的了，雖然在我能力所及的範圍內，什麼都沒能為你努力，但是身為醫生，真心誠意地建議你，希望你也能為了減輕痛症而一起努力。」

一整個晚上我都在打聽是不是有任何方法可以讓他接受更多的治療，但是不管怎麼拜託醫院的院務科都不被接受，沒辦法，那是他們的工作。打電話去他曾經去過的醫院，可惜也是一樣的結果，果然不出所料，那是他們的工作。雖然想要治療這位患者，但是不管我怎麼努力，還是他的努力，都只是徒勞無功。如此一來，究竟是需要這個社會的努力，還是需要社會的責任，這些也都不明確，所有的一切都是如此地不明確，唯一清楚明確的就是，他劇烈深層的疼痛。

我在新年的第一天半夜裡，只要他一痛，就幫他開止痛劑，每隔一小時就確認患者的狀態，雖然腹痛症狀的確減緩了，但是這個人離開我身邊之後，他的狀況會變得如何就不得而知了。雖然我對於他的生活習慣給了幾次的勸告，但是就如同他的痛楚一樣，他是如此地頑固，我在能力所及的範圍內幫他治療了，但是幫他打聽之後的治療，結果什麼都不能為他做，就連可以收留他的地方也沒有。

「真是抱歉，我和我的位置能力有限，不管怎麼打聽都沒有可以接手你的地方，幫你開醫療診斷書可以避免不必要的檢查，請你去小醫院看看吧。還有，請你千萬記得疼痛的根源是在於自身，請你一定不要再喝酒了。」

「我不要去，乾脆死了算了。」

他拿了一張醫療診斷書，迎接著新年的太陽離開了急診室。他去年一整年所存下來的錢，就在前一晚全都用完了，開始了他寒冷的新年。他那歪斜的背影，看起來特別痛苦、特別淒涼。

我度過一年的最後一晚和新年早晨的不幸之後下班了，在下班路上的地鐵裡，突然想到有遺忘的物品所以打電話到醫院去。

「是我，我剛剛忘記拿一個資料所以打電話過來，在診療室裡，可以請你幫我收好嗎？請幫我放到值班室裡就可以了。」

「好的，會幫你收好的。啊，那個，醫生，剛剛那一位先生突然回到急診室，千叮嚀萬交代地要我跟你說聲謝謝，然後才離開，他說很謝謝你對他溫暖的提醒和話語。」

「你是在說哪一位呢？」

「嗯……就是那位啊，那個流浪漢。」

「……啊，好的，我知道了。」

在電話結束之後，除了地鐵特有的轟隆隆顛簸聲音，再也聽不到任何其他聲音了，剛好地鐵正跨越了江河，陽光灑進車窗照亮了車廂，新年的陽光是如此地耀眼明亮啊，我所搭的地鐵就像是要行駛到江河下游消失盡頭一般，永遠繼續著轟隆隆的顛簸。

제 16 장

辛苦你了

我的髮量很多，頭髮也很粗，所以就算和其他人一樣，在一樣的美髮院剪一樣的髮型，設計師也會覺得更加辛苦。因為我去美髮院沒有特別指定設計師的習慣，所以每次不熟悉的設計師來剪我的頭髮時，總是因為剪我一頭亂翹茂密頭髮而累得汗如雨下。我靜靜地坐看辛苦的他們，他們總是自言自語地表現出他們的驚慌，或是顯現出他們困擾苦惱的表情，不知道為什麼，這種時候我總是有些洋洋得意，但大部分時候我對他們感到抱歉，可是這是他們的工作又能怎麼辦呢？反正我就老老實實地維持著觀望的姿勢一直待到剪髮結束為止。

剪完頭髮之後，他們露出了一種「終於結束今天最辛苦的事」安心的表情，朝氣蓬勃地對我說：

「辛苦你了。」

這真的是一句很溫暖的話，我和他其實都很清楚知道真正辛苦的人是誰，我只是靜靜地坐在那邊，而幾十分鐘時間裡，流著滿頭大汗、不停勞動的人是他，但是這種感覺就像是「不管怎麼辛苦，這都是我該做的事情啊，我所付出的辛勞什麼都不是，雖然你只是坐在那邊，即便這微不足道的小事，也幫我一起完成工作，這份辛苦，真心誠意地感謝。」雖然要求剪頭髮的是我，頭髮被剪短的也是我，對於坐在這辛苦的我感到抱歉，將他的辛勞降到最低的這種謙遜，讓每次聽到這句話的我都感到惶恐不敢承擔。

縫合撕裂傷要做的事情很多，整晚都有來自四方的人們，因為跌倒受傷、擦傷、割傷，流著血的撕裂傷需要包紮，就會急忙地找上我。寧靜的晚餐時間，突然找上門的撕裂傷，看來必須要縫合，如果想要下班，就必須要完成工作。而且裂開的部分看起來十分骯髒，甚至裡面還沾滿了異物，這好幾道看起來很痛的傷痕，讓我有時感到苦惱，有時也讓我很驚慌。在忙碌之中，必須花很多時間徹底將傷口處理得乾淨整齊，在我的工作上也算是相當費勁的一件事情。每到了夜晚，看著數百、數千個找上門的撕裂傷，它們就像從輸送帶上跳出，一刻也不停歇。

但是在美髮院裡受到那句不經意的話語感動之後，不管自己有多麼忙碌，我都不會忘記向我的患者表達我的感謝之意。就像我剪頭髮被對待的那樣，雖然和要求縫合疼痛的傷口的辛苦的確有所不同，也因此更加感謝患者面對傷口的慌張卻願意忍著疼痛，鼓起勇氣將撕裂傷交付予我，雖然對他們來說只是將傷口放著靜靜不動地坐在那邊就好，但對於他們人生中不常發生的這種「辛苦」，我與他們四眼相對，有時候輕輕拍著他們的肩膀，在這裡，辛苦的是你，以溫暖誠摯的口吻，發自內心的感謝地對他們說：「辛苦你了。」
未來，我也一定不能忘記這一份「辛苦」。

제 17 장

鐵軌上的一雙腿

我總是搭著凌晨早班的地鐵去上班，地鐵載著稀稀疏疏沒有生氣的人們無精打采地向前顛簸前進。我忍受著一直以來因為睡眠不足所產生的不適，勉強地坐在地鐵裡，地鐵的門靜靜地關上，好似不得不走的樣子慢慢出發，還沒睡醒的人們跟著地鐵一起晃動。坐在車廂裡，我盡量努力讓自己腦袋放空，其實那天凌晨，我因為太想睡覺了所以什麼也不記得，地鐵一寸也不差地停在我要下車的站，我踏著疲憊蹣跚的腳步走進了醫院的正門。

那是特別緊張忙碌的早晨，跟在我身後進來急診室的，是一位從地鐵月臺送來的七十多歲老人，他是早上上班時間搭地鐵的人潮之一，看起來毫無血色的臉，站在一群也是毫無血色的人們之中，人們錯縱交雜鬆散地站著，他也只是與其他人沒有差別的一位老人而已。地鐵緩慢地駛進月臺，他也準備要上車，特別的是，他在地鐵還沒進入月臺之前就準備要搭車了，所以他從空曠的月臺往空中一跳，很明顯地，他要去的不是地鐵站，而是另一個地方。

飛向空中的他，踩到鐵軌後向後跌倒，他的大腿就落在鐵軌中央呈現大字形仰摔在車道上，此時一輛擁有八節車廂、鈍重的地鐵駛進車站，將他的兩條腿緩緩地輾過前進，他的兩條腿和他的身體之間，被許多車輪轟隆隆地駛了過去。

一一九救護人員載來了有著凌亂蓬鬆鬍鬚以及骯髒邋遢穿著的上半身，在救護車上就吊著點滴，輸液正快速落入他的血管裡。一般成人身長的擔架推車，但是他只占了頭部到骨盤的長度，僅以粗糙手法纏繞、透著血漬厚厚的紗布下方，是一片空虛的空曠。「就好像載了一個小孩的患者一樣。」後方趕來的其他救護人員懷裡抱著的是那老人僵硬的一雙腿，兩條腿因為劇烈痛楚僵硬地伸得直直的。那雙腿就像是穿著褲子和登山鞋的人體模型一樣。人腿被截斷的事情並不常見，所以一開始任誰看到都以為只是製作得栩栩如生的雙腿模型而已。

確認他的靜脈狀態後馬上為他申請輸血，而且立刻打電話給整形外科的同事。

「話不多說，兩邊大腿完全被截斷，先趕快下來急診室，快。」

我拿到那雙像義肢的雙腿，將它放到一邊，開始拆開纏繞的繃帶，繃帶纏得實在太厚，花了一段時間拆掉，拿著食鹽水在一旁準備的實習醫生不知道是不是太緊張，吞了好大一口口水，就連他的喉結晃動都讓我緊繃的神經更加緊張，等到繃帶完全拆完，露出了那雙慘遭截斷的大腿，硬要說清楚的話，是在大腿上方三分之一處的地方。一開始受到衝擊的大腿骨和肌肉、神經、血管各自全都粉碎爆裂，變成一團爛糊，白色骨頭碎塊沾黏在四周，肌肉的截面被壓碎了，血管和神經也像麵條一樣四處蹦了出來。因為地鐵的輪子實在太強大猛烈地輾過肉體，所有的組織全都凌亂地黏在一起，不知道是不是因為這樣，就連血也沒有流太多。我要一位露出嫌惡表情的實習生不停地淋上食鹽水。

完全掌握受傷部位後，必須判斷雙腿是否可以接連上去。食鹽水不斷流過截斷面，我埋著頭仔細將骨頭碎片一一挑出來，同時將肌肉照著紋理集聚在一起。集聚的肌肉和旁邊的肌肉和車輪及鐵道的鐵鏽全都黏在一起，形態混亂令人眼花撩亂，所以一開始常常完全無法辨識到底是哪條肌肉，就像被數以萬計的人踩踏、輾壓一樣。「媽的，就算是豬肉或是牛肉要弄成這樣也不容易，這樣要接上根本就不可能。」放棄接合的我，簡單將腿的斷面做個整理、消毒，重新用繃帶纏繞起來。

「我現在是活的呢？還是死了呢？」

「患者你現在還活著。」

「那麼，我的腿呢？我的腿現在變成怎麼樣了？」

「你的腿已經沒救了，不管怎樣都沒辦法連起來了。」

「啊啊……為什麼我沒有死？為什麼只有腿沒救了？不，我不是應該要死掉才對嗎？」

「你的運氣很好呢，在這種意外中還能活著的人不多。」

「說什麼運氣好！我應該要死掉才對啊……我為什麼失敗了呢……不，醫生，求求你告訴我可以快點死掉的方法，拜託你告訴我現在立刻就可以死掉的方法。」

「我不知道，也沒辦法告訴你，我只會一直堅持救你到底。」

將他和雙腿送到X光照射室，在右腿截斷面下方放了原本的右腿，左腿截斷面下方放了原本的左腿，然後準備照X光，但是沒有主人的兩條腿總是歪斜傾倒，為了要配合身體的方向，兩條腿的腳尖也應該要面朝空中，所以必須用兩手緊抓才行。用X光拍攝出他那被壓碎的肌肉和那支離破碎的骨頭碎片。那骨頭原本必須要接連的位置，現在取而代之是一片黑漆漆的虛無。我在那一片虛無之中彷彿看到笨重的車輪不經意地滾壓過去的場面。

「這樣子真的沒辦法再重新接連上去了，必須將雙腿的斷面做整理並且縫合。」

整形外科教授說得斬釘截鐵。上班路上聽到壞消息飛奔而來的家屬們聽到之後的第一句話就足以讓他們魂飛魄散了。

「那麼不就跟路邊要錢斷腿的殘障一樣了嗎？既然已經送到醫院了，不能把腿接回去這像話嗎？既然為了救命送來這邊，那應該要連腿一起救才對啊，難道不是這樣嗎？」

「整形外科醫生說腿已經徹底被斬斷了，內科醫生也說了類似放棄生命的話，雖然這是我最討厭說的話，但是基於醫生的信念，我們都已經盡力了。這個部分就算被整齊地切開，都不是可以輕易說接就接，不管怎樣他的雙腿都絕對不可能再接得起來了，要親眼看到你們才會了解嗎？」

「那麼難道沒有像是奇蹟那類的事情嗎？如果盡全力的話，可能會發生的那種奇蹟。」

「在我看來，七十歲老人在兩條腿全部被輾斷的情況之下，沒有引發休克還能活著，這就已經是奇蹟了。」

「在我們的立場來說，所謂的奇蹟是在醫院裡可以將斷掉的兩條腿重新接回去，我們的爸爸能夠重新再靠他的雙腳走路，這才是奇蹟啊。」

在我聽了對於奇蹟的歧見與雙方討論之後，我認為所謂的奇蹟，不是應該是他一開始就沒有將自己投入地鐵的軌道之中嗎？不是應該是他獲得了繼續活下去的意志，連地鐵站那種地方想都沒有想過，平凡地繼續過活，這不才是所謂的奇蹟嗎？

讓幾位家屬直接看被截斷的雙腿，一輩子堅強地踩在地面上的父親的腿，現在變得慘不忍睹，已經無法恢復原狀。這樣過於殘忍的場面連一般人看了都會覺得不忍觀看，就算那是素未謀面陌生人的雙腿，也都讓人無法忍受的殘忍場面，更何況是他的家屬呢？他們看到自己父親被截斷的雙腿之後，悲淒地嚎啕大哭，撕心裂肺地痛苦不堪，快要昏倒暈厥的女兒還得緊扶著身旁的牆壁才行。他們認為因為子女的不足變成地鐵沉重的輪子，用力輾壓過父親的雙腿。腦海中無法承受重量，想像著雙腿肌肉與碎屑爆裂的場面，這樣的場面是必要的嗎？成為沒腿的殘障前，必須要經歷這樣的場面嗎？這樣的場面又能稱為手術過程的一部分嗎？

家屬們默不吭聲地簽署同意書，為了讓患者成為沒腿的殘障，繼續延命，送進手術房去了。他的上半身送進手術房後，留給我的是那雙血跡斑斑的雙腿，以及被血跡噴得東一塊西一塊的卡其色登山褲子，還有穿著那雙磨損破舊的赤褐色登山鞋的兩隻腳，因為失去了主人而空虛地躺在那裡。它們踩在地面上超過七十載，現在卻成了沒有用的東西了，甚至就連照X光的意義都沒有了。

我雙手各拿著一條腿，站在橘黃色醫療用廢棄物的垃圾袋前面，必須將這雙腿丟掉才行，在想是否該脫掉褲子和鞋子再丟，後來想想，沾到血液的都算醫療用廢棄物，反正只剩下襬的褲子和鞋子也不可能有再度被需要的一天，於是我把兩條腿丟到大大的垃圾袋裡，大大的垃圾袋大約到成人腰部的高度，剛好可以裝進兩條被輾斷的雙腿，兩條爛成糊的斷面從垃圾袋裡探出頭來，為了考慮其他人在清理時不要被嚇到，我將垃圾袋綁了起來。以粗大字體標示著廢棄物的橘黃色垃圾袋裡，裝著被包裝得好好的兩條腿。被放進去之後，那雙腿看起來就像是被誰用一用丟掉的義肢一樣。

◆

從一大早就慘況激烈的急診室，一整晚，甚至到第二天早上都仍然十分忙碌，我因為熬夜，所以身體累到歪斜地踏著更大的步伐，走在下班的路上。早上的太陽相當猛烈，我就像全身失血的人走著，混雜在正要去上班人群之中，往家裡的方向前進。

在意識恍恍惚惚之際，想到昨天的患者，對於他的故事感到好奇，我打起精神拿出手機搜尋相關新聞。

昨日上午八點左右，在首爾地鐵一號線九老站發生一起七十多歲男性墜落鐵軌事件，男子雙腿被輾斷身負重傷送往醫院。由於意外，造成往仁川站的電車運行延遲了將近四十分鐘，使得上班的市民們相當不便。警察初步研判男子因企圖自殺而跳入鐵軌之中。

重傷、電車運行延遲、上班市民的不便、企圖自殺，看到這些我苦笑了出來，在這則新聞中沒有提到將爛糊狀肌肉紋理慢慢梳理開的人，也沒有提到因治療得將雙腿再度截斷變成更短的人，也沒有將兩隻腿放到垃圾袋的場面，也沒有提到看到自己父親爆裂的腿後嘔吐昏厥的子女。

人只要有一根腳趾頭沒了，都會出現幻肢痛，所謂的幻肢痛就是一直維持著肢體從身體截斷不見的那一瞬間疼痛的症狀。兩隻腿同時飛走消失那一瞬間的幻肢痛，一輩子要克服的人，還包括目擊了一般不會被截斷的腿卻被輾斷瞬間的人，企圖自殺但餘生卻得以失去雙腿的殘障身分生活下去的人，還有現在沒有雙腿可以跑步的人，再也沒辦法企圖找死的人，但是比起任何事情，新聞中完全沒有提到為了尋死，苦惱了幾年，朝著駛進車站的列車一躍而下的人，在那裡，就只有「重傷」、「上班的市民們不便」而已。

我下班的路上並沒有什麼不便，我所搭的地鐵照常轟隆隆地行駛，也依舊非常笨重地繼續往前邁進，就像奇蹟一樣。

제 18 장

冰桶挑戰

前一陣子流行「冰桶挑戰」，這是為了幫助肌肉萎縮症（肌萎縮性脊髓側索硬化症，俗稱漸凍症）患者的宗旨之下，人們彼此競爭挑戰，將相機鏡頭瞄準自己，帶著一副害怕擔心的表情，拿著裝滿冰塊的冰水水桶，一邊呵呵笑，一面從頭整桶倒下，然後帶著「你也嘗嘗苦頭吧」的意味，一副挑釁的表情呼喚朋友的名字，然後再將自己全身溼透模樣的影片，在網路上到處散播。這樣的場面就像連環效應出現在網路社群上，造成電視新聞的報導。主播用著開朗充滿希望的表情讀著這樣的標語「李姓藝人與金姓歌手也一同共襄盛舉。」看著在陽光刺眼的大白天如此快活的場面，不禁讓我想起之前從我手中送走常見的肌肉萎縮患者的故事。

肌肉萎縮症就是全身肌肉萎縮又扭曲的一種病，發病過程推測約三年左右，有九十％的患者都無法活超過三年就死亡了，剩下的十％患者則是全身肌肉萎縮無力癱瘓度過他們剩餘的人生，史蒂芬・霍金博士就是其中的代表，他就是十%運氣較好的人所擁有的身體狀況，好好地存活下來的人，如此可知，這個疾病幾乎不可能被完全治癒，而且也不可能沒有任何肢體障礙。這個疾病也可被視為當診斷判定為肌肉萎縮症的同時，就代表離死亡的日子不遠了。

患者的肌肉會漸漸變得無力，一開始只是覺得自己好像變得有些沒有氣力，接著漸漸地在日常生活中會產生障礙，開始東西總是拿不穩，水杯總是從手中掉到地上碎掉，明明確定自己有抓緊了，但卻無法抗拒地掉落下去，於是開始沒辦法自己拿東西，一般的日常生活完全被打碎，盤子或湯匙總是不斷掉落，再也沒力氣轉開門把，生活所有一切都要別人拿給你才行，如果門是關著的，就得等到有人要進房間時才能一起進去，不久之後家人不再把家中的房門關上，某一瞬間開始也不可能出門，再也沒辦法昂首闊步踏在外面的世界，外面的世界變成屬於他人的世界了。如果在家裡也開始無法自由走動的話，那麼很快地連站立都沒辦法，如此一來就只能終日躺在床上，當患者只能躺在床上時，代表他全身的肌肉已經萎縮無力，只剩骨頭。

當一個人喪失四肢的機能後，就連維持基本尊嚴的小事都無法自行解決，必須得靠他人拿著湯匙一口、一口餵著三餐，大小便也無法自理，甚至連排泄都無法控制，總是得時常呼喚家人來幫忙清理，如果連咀嚼吞嚥的機能都喪失的話，就算有人餵也沒辦法，只能從鼻子裝上連接直通胃部的鼻胃管，餵食流質食物勉強維持生命。命運就此改變，原本吃著美食的人生，變成了只能靠著一條線一般的細管子，傳送液體流質食物的人生，透過這一條細細的管子傳遞營養維持生命，同時因為呼吸也是肌肉的工作之一，等到連呼吸機能也喪失時，就會瞬間死亡。

最殘忍的一點就是，患者到死之前都維持著清醒的意識，肌肉萎縮症只會侵犯四肢的肌肉，對腦部機能完全沒有影響，因此患者對所有事情都會清清楚楚地知道與記憶，腦子裡三年的時間滴滴答答一點一滴流逝，對於每天的感受都越來越不同的四肢變得相當脆弱，每次都傳達了恐懼，一個人的基本尊嚴不斷持續地被剝奪，這樣的事實緊緊地束縛綑綁著患者。

這個世界對於這些即將要消失的人並不那麼友善，周邊的人只覺得他可憐，卻沒有實質的直接幫助，患者必須要面對所有不便、陌生的同情、憐憫的眼神以及可能會發生的背叛，他們必須自己一一克服。三年之間，在一個人身上，他必須面對所有不同種類的恐怖與害怕，全都一擁而上。

有人將他們的故事改編成約兩小時的電影，在看過電影之後，內心真是感到心痛，現在終於可以理解肌肉萎縮症患者了，他們如此簡短地說道。真是太無禮了，死亡被分成三年，每天每天不停像快遞一樣送到患者與周邊親友面前，那樣的悲傷與淚水，如果不是親身體驗的話絕對無法想像。

她是常見的肌肉萎縮症患者中的一名，平凡地養育著兩名女兒的五十多歲家庭主婦，三年前因為總是覺得疲倦而飽受困擾到醫院接受檢查，結果竟被診斷出是肌肉萎縮症。被宣告病症只是一瞬間的事，接著迎面而來的只有通往死亡的單向道。

身為一個男人的妻子，也是兩名女兒的母親，她的身體狀況漸漸越來越糟，就像一盞風中殘燭，全家人擔起日漸衰弱的她，妻子、母親逐漸走向死亡的那模樣，他們一起承擔著。有時候沉悶憂鬱，有時候哽咽哭泣，大部分的時候都陷入憂鬱，只待在家裡的一個小角落度日，整天都只想著要結束自己的生命，三年的時光，全家人目睹一切，如怪物般的不幸。

玻璃杯掉落碎裂成一塊又一塊，看著母親無力癱坐在地哭泣，靜靜地在一旁將玻璃碎片清理乾淨，想要帶媽媽去外面走走，費盡千辛萬苦好不容易出門，卻是精疲力竭地回來，媽媽的四肢漸漸萎縮無法走路、拿東西，生活中必須得幫母親換尿布，照三餐餵食流質食物。不幸的盡頭像暴風雨席捲而來，媽媽瘦到只剩下三十公斤的皮包骨了。

她只能躺在既定房間的一個位置直到死去，開始長臥不起，只能在那裡等待死亡來臨，不知道死亡何時會降臨的不安籠罩著全家人。超過三年，她已經病入膏肓，在病況惡化的某一天，在曾是護士的女兒面前發生呼吸衰竭，母親的臉色發青，喘不過氣，接著心臟停止跳動。女兒看到自己的母親在眼前即將失去生命，趕緊為母親做急救處理並且挽回母親一命，雖然內心也清楚知道，但是第一次的死亡在眼前降臨，身為家人的她並沒有辦法理性思考關於心臟停止跳動這件事，這一次母親被救回來了。但是一次的惡化，代表著之後會有更多惡化的呼吸衰竭接二連三地到來。基本上來說，肌肉萎縮症是不治之症，現在，必須放棄母親的時間到了。在醫學上已經沒有辦法治療的癌症、其他疾病末期或是極度衰老的情況下，這樣的公式就會成立了，因為不管再怎麼努力也只能延命幾小時，患者和家屬也只能在死亡狀上簽下名字。當母親和家人再遇到呼吸肌麻痺的情況，不打算做任何急救措施，也不能在法律上向醫療團隊究責，正式地在認證死亡的文件上簽名，她現在真的只有等待死亡降臨在她的面前。

除了深呼吸，張開嘴、閉上嘴以外，她現在沒有任何事情可以做了，一面等待著不知何時到來的死亡，一邊祈禱著這厭惡的人生可以趕快結束，祈求降臨在自己和家人身上的不幸，即使是現在也能夠消失，每天她將剩餘的氣力全用在喃喃自語，這是她在死之前，最努力做的一件事。

死亡與不安一直籠罩在家人之間，她與屍體無異地過了幾天，這次她又在護士女兒的面前經歷了第二次呼吸衰竭，那是在正式文件上已經認定死亡的母親，女兒也很清楚文件上的內容，但是世界上又有哪一個女兒會狠心放任自己的母親在面前漸漸死亡卻置之不理呢？瞬間女兒忘了同意書的內容，馬上幫母親做心肺復甦術，將母親再度帶回到這個世界上。

意識和呼吸全無，加上只有三十公斤的身體，她從被踢開的急診室大門被推了進來，送到了我的面前。聽到是肌肉萎縮症的患者，我對於她的穿著與模樣就可以理解了，身上穿著的是過於寬大的衣服，衣服上的洞露出許久未使用、顯得乾枯骨瘦如柴的四肢，生命已經奔向盡頭的身軀，失去意識和呼吸，只有心臟仍然跳動著，而且家屬也簽署了拒絕急救同意書，如果只是放任不管，一點都不用懷疑，她肯定馬上死亡。啊，真是尷尬啊，如果照著同意書去做，患者馬上就會死亡，但是也沒辦法就這樣放棄還活著的患者，讓她走向死亡的彼端。那麼，得救活她，但是這個病是無法救治的啊，我沒有任何可以為患者施做的治療方法啊，如果要救她的話，就像固執己見硬是要治療一個即將立刻死去的患者一樣，對我來說，我實在沒有任何理由做這件事情。

但是我的判斷時間實在不多，眼前有一位即將死去的病患，而我則是帶著醫生稱號站在她的面前，所有一切就都先拋到腦後，救人第一，先把人救活了之後再考慮吧。比起複雜的心思，我的身體已經自動開始動了起來。「幫她插氣管，準備呼吸器（ventilato），剩下的部分就按照醫療方針做就可以了，我們會盡全力的。」

身為護士的女兒幫她做了心肺復甦術，代表患者已經接受在醫院治療的事前準備處置，而且心臟停止跳動的原因很明顯地就是因為呼吸衰竭所引起的，因此只要解決這個問題，就可以立刻救活她。現在她的氣管已經插管，馬上就可以恢復自主呼吸了，她第二度回到這個世界上。

「我知道你也很清楚現在這個情況，但你之前不是簽署了拒絕急救同意書嗎？」

「是的，我很清楚這個情況，但是我女兒還是幫太太做心肺復甦術……可是對我女兒來說，自己的媽媽在眼前發生這種事情，也是沒辦法的事情，唉，這真的是……沒辦法啊……唉……」

「嗯，我們也能理解這種情況，但也沒辦法，所以還是先幫她做了急救處置，也把她救活了。從最早開始看著這個病發作，也應該聽過了許多解釋，所以想要問你，現在要怎麼做比較好呢？」

「在家裡，全家人聚在她總是躺著的地方，一起約定了不要急救，太太也堅定地約定了，但是……這種場面真的是……首先先接受治療吧，然後我們就會出院了。實在沒辦法讓我太太再經歷這麼可怕的事情了，這一次，我們真的會遵守死亡的約定。」

我請家屬們再次簽署同意書，同意到院再度發生心臟停止跳動，這一次不會做心肺復甦術，家屬們一邊哭泣，一邊在同意書上第二次簽上名字，接著，為了要救活這次勉強活下來、死亡也在不遠處等著的患者，她被送到了加護病房。這也是一種妥協的結論吧，只是暫時性的麻痺，醫療急救很快就把官方認定已經死亡的她，連同她的意識一起重新帶回到這個世界上。她張開嘴的第一句話就是拜託把自己送回家，讓她就這樣死了吧。祈求她能就這樣死掉，再過不久這個心願就會成真的患者，主治醫生掛上我的名字，躺在加護病房裡。

住院的第二天，患者的狀況看起來就像暴風雨來臨前夕般寧靜，就像是一條擁有呼吸能力的細線一樣，人只要還剩一點點氣力的話，就還能呼吸，雖然只要微風就能將這生命給吹熄，但是患者那露出一根一根明顯肋骨的胸部仍然費勁地呼吸著，艱辛地支撐著生命。我為了再次確認患者狀態和同意書的內容來到了加護病房。

「覺得如何呢？感覺還好嗎？」

「覺……覺得……很累。」

她聲音小到幾乎只有用嘴型說話，必須得將耳朵貼近她的嘴邊才能進行對話。

「雖然你已經簽好了拒絕急救同意書了，但送到醫院來，我們也只能先把你救活，你是說現在想要回家嗎？」

「醫生……我已經死過兩次了，這輩子只想死一次就好……醫生你不會了解死到底有多麼痛苦的，但是……又要死第三次了，這事又……如果這樣的話，希望這次是最後一次死掉。對我來說……這輩子的不幸，已經足夠了。」

「好的，我知道了。」

大家都是一樣的心情，這個人已經在單向道走了好長好長的一段路了，現在只剩下如同風中殘燭的軀體了。

預定第二天出院，現在患者只是一時好轉恢復，即使沒有呼吸器也可以自主呼吸，患者在護士的攙扶下換了衣服，辦了出院手續，她等待著回到她總是躺著的那個地方。但是第三次的呼吸衰竭發生了，第三次的死亡比預期中來得更快，在出院手續幾乎就快要完成的那時，突然之間她的呼吸肌又再度停止了。

我接到緊急電話後馬上奔向加護病房，加護病房一片混亂，又有哪個醫生會放任一個停止呼吸的人不管呢？來巡房在一旁目睹呼吸衰竭的內科醫生再度壓斷了她的肋骨，讓心跳恢復，可是呼吸衰竭的狀況仍然沒有恢復，患者一動也不動地躺在那裡，我向內科醫生說明了狀況，從內科醫生那接手人工甦醒器，用力壓擠著Ambu甦醒球，再度支撐著患者的生命，同時也趕緊通知家屬。

「現在是最後決定的一刻了，如果把這個氧氣面罩拿掉的話，她就會永遠沉睡，如果繼續進行治療的話，這樣的事情就會一而再、再而三地反覆發生，現在一定要做最後的決定。」

實在沒有任何理由猶豫，因為這段路已經走了太久，對於這個家庭來說，這一切就像是地獄一般的苦痛與不幸，總是不停地大聲吶喊著、苦求著讓這一切都結束吧。等她全家人齊聚病床邊，我將氧氣面罩拿掉。「五分鐘，五分鐘內她就會過世了。」

人若是沒有呼吸，就會在五分鐘內死亡，官方認定死亡。為了替心臟仍然跳動但實際尚未死去的她做最後的死亡宣告，我在病床邊等待著心臟停止的那一刻，也為了如果有什麼「萬一」做預備。因為她在醫學上或是經驗上一定會死，所謂「萬一」的事是指她活下來的狀況。雖然我是醫生，但是待在那裡並不是為了要將她從死亡的手裡拯救回來，而是為了在這生命之中又或許有個萬一，必須在那裡監視著死亡的到來，而待在那裡的決定，是一個很大的失誤。

對於這個愛了一輩子、五分鐘之後就要死去的母親、妻子、姊姊，最後要對她說的話是什麼呢？幾年以來，還有累積了一輩子的悲傷全都爆發出來，在五分鐘的瞬間又怎麼能夠預測呢？在這樣的情況之下，有可能在腦子裡將糾結的思緒整理好，用言語說出口嗎？她的家人們分別占據著她身體的一部分，一個人將頭埋在她的身體上，一個人撫摸著她的髮梢，一個人抱著她的脖子，完全不在乎加護病房中還有其他人，開始放聲大哭。他們不停著說著我愛你，我無條件地愛著你的一切，一輩子都愛著媽媽，不管是重要的、還是瑣碎的小事全都深深愛著，不能代替你死去真的很抱歉，自己給的苦痛實在太多，媽媽所受的痛苦應該要我來承擔才是，對於所有的一切都覺得很抱歉，還說只要能夠傳達一點點自己抱歉的心意，死了也甘願，不管是小時候，還是現在長大了，都覺對媽媽得很抱歉，女兒們大聲地哭喊著；遇見你的那一瞬間就覺得很幸福，深深地愛著你，無法不愛著你，不管是身為我的太太，還是身為兩個孩子的媽媽，都深深愛著，只是那樣的存在都深深地愛著，我愛你，我一直愛著你。

「這個病……拜託……啊啊……老婆，我愛你，趕快閉上雙眼，丟掉這受詛咒的病吧，然後在天國幸福的生活吧，我愛你，嗚啊啊……」

原本觀察著心跳的我，那聲音是如此透明又清晰地一點一滴鑽進了我的耳裡，我心情就像裸體站在一扇尖銳玻璃上一樣，滾動掙扎在散落著一地碎玻璃的冷冰地板上的感覺，全身刺痛，不，如果真的可以這樣的話，那麼我覺得還比較好吧。在這巨大的悲傷哀痛面前，我衣不蔽體毫無防備，就連反抗的力氣和意志都沒有，這壓倒性的悲鳴成了數千萬把刀，刺向我的全身將我刺穿無數個洞，被貫穿的位置湧出鮮血，在腳下積成一灘血。悲傷的面前，我是如此地毫無招架之力，軟弱無力。

五分鐘之後就如同約定般，她的不幸終於結束了，心跳脈搏呈現了一條平行線，現在我必須要為她做死亡宣告了，但是，現在的我就像被這個疾病傳染的人一樣，話在嘴裡沒辦法說出口，我艱困地靠著嘴型宣告了她的死亡，然後最後將她留給緊抓著她屍身不放、擠壓出體內所有悲傷的死者家屬們，我沒辦法在他們面前表現出我的悲傷，但是他們的話語不斷鑽進我的耳朵裡，聽到那些話我真的沒有辦法再繼續忍耐了，所以我趕緊躲到一個沒人的角落，到了那裡我才哭了出來，跟我眼前看到的這齣活生生實際的悲劇相比，我的淚水顯得微不足道，內心雖然覺得很抱歉，但我真的必須讓我的淚水宣洩出來，完全沒有任何辦法。那一天我有足足半天沒辦法做任何事情，在經歷死亡的苦痛中掙扎翻滾著。

◆

看到電視裡將冰塊整桶從頭上往下倒，接受挑戰的人被凍到快死的表情卻哈哈大笑，帶著開朗的表情，接著挑釁似地呼喊下一位接受挑戰的朋友名字。在這裡，沒有所謂的悲傷存在，看起來就像是沒經歷了那些遠方不知名的人們所經歷過的一切。我拿起遙控器，將傳來笑鬧聲的電視關掉，四周變得寂靜。

제 19 장

胸腔外科的真相

我們的大學醫院從幾年前開始，胸腔外科就沒有住院醫生。

有一位年約五十多歲急性心肌梗塞的患者，心臟停止跳動之後，在身旁的妻子立刻為他做心肺復甦術，這是相當少見的例子。心臟沒那麼容易就恢復，但幸好有幫他做心肺復甦術，患者明顯對痛症還有反應，在掙扎著，這果然是不常見的例子。簡單的來說，雖然心臟停止，但因為即時施行心肺復甦術，讓全身血液循環，大腦不至於缺氧，還能有反應，只要心臟恢復心跳，這個人馬上可以清醒，甚至起身走路。我們為躺在復甦室病床上並且因微弱意識而蠕動身軀的他感到惋惜，也一面盡全力幫他做心肺復甦術。

但是與預期的不同，他的心臟沒有任何反應，時機真的相當不巧，偏偏此時心臟造影室在大規模整修，沒辦法為心臟停止跳動的患者做冠狀動脈支架植入術。看著患者四肢的活動量漸漸減少，我想到了胸腔外科可以幫患者裝置體外膜氧合（ECMO，俗稱葉克膜）。簡單說明機器原理，就是由人體外部設置的機器代替心臟循環功能，但是，因為問題只發生在心臟，所以臨時取代心臟本身的循環功能，之後冠狀動脈的問題被解決的話，考量患者的神經反應，我們認為有機會恢復，但是裝設這樣的裝置如果沒有胸腔外科教授指揮，是不可能施行的，所以我直接打電話給胸腔外科的教授，那時距離心臟痲痺已超過四十分鐘左右了，從患者昏倒到有人打電話報警，到救護人員出動，將他載往醫院，計算處置的時間，其實非常迅速，而且他現在還有些微的蠕動。

胸腔外科的教授答覆，他現在在家，如果到醫院會超過一個小時，一小時後，那位患者早就成為屍體了，連死亡診斷書都印出來時間還有剩。我沒有多說什麼，趕緊掛掉電話，那人失去了所有的希望，死了。

昨天有一位常見的胸腔外科患者，被壓在耕耘機下的五十多歲大叔，多發性肋骨骨折，同時伴隨血胸。像這樣的患者在有外傷的那側胸部必須插胸管將裡面的積血排出，如此才能讓患者呼吸，但是如果持續出血危及到生命，則必須要將患者送到手術房裡做開腔手術止血，如此患者才能活下來。這位患者一插入胸管，血液大量快速地一湧而出，必須緊急送到手術房才行，緊急呼叫胸腔外科的實習醫生，他站在患者旁邊緊張得不知所措地走來走去。患者送到醫院後，危急狀況還沒超過三十分鐘，我一把搶走他的電話，打電話給胸腔外科教授說需要動緊急手術。數公升的血從他身上不斷大量流出，同時我們也幫他輸了同量的血量，死亡威脅迫在眉梢。他來醫院兩小時後教授才到，但是患者已經沒有意識了，雖然送上手術室，可是來不及打開胸腔患者就死了。

今天也有類似的情況發生，發生腳踏車意外的六十多歲患者，也是多發性肋骨骨折伴隨著血胸，這次沒有急速大量出血，而是慢慢地持續性出血，過了一小時半左右胸腔外科實習醫生又猶豫要不要打電話，這次我也是一把將電話搶過來向教授傳達情況，但是不知道是不是因為用電話轉達，胸腔外科教授沒辦法馬上做出判斷，拋出了一堆問題仍猶豫不決，我認為這樣的情況需要以外科醫學的角度討論才能溝通順利。在星期六的早上，結束了一個禮拜辛苦的工作，就算是短暫的休息他也很需要，我完全可以理解，誰又想要打擾別人的休息時間呢？胸腔外科教授在患者到院四小時以後才到達醫院，不幸的是患者因為還有許多其他疾病，雖然也為他輸了相當於他出血量的血液了，但是心臟機能衰竭已無力回天，甚至腦部也嚴重受損，患者失去了意識，已處於沒機會再度甦醒的狀態。雖然緊急送到手術室，但也已經太遲，依然無法開刀就去世了。

雖然出血是很複雜的問題，但因出血而亡，在理論上卻是意外地單純，只要出血量超過一定程度，患者就會死亡。救治的方法卻是完全相反，必須在出血量達到一定程度之前將血止住才行，如果沒辦法止血必須要手術，在已經流了太多血的狀態下手術，和在剛出血就馬上手術的狀態，兩者之間有著天壤之別，因出血量的安全線是固定的，在這之間，時間差就能決定患者的生與死。

雖然人類的命運是由老天爺決定的，在理論上來看，前面幾位患者的狀況從急診室開始，再加上如果胸腔外科醫生立即在身邊，爭取最大時間的話，這些患者是有可能救活的。就算沒辦法直接動手術，如果有胸腔外科住院醫生的話，透過教授的指導可以立即在現場做即時處置，同時一邊決定手術等程序，這樣難道不會有比較好的結果嗎？要不然，各種決定或是進行手術不也可以提早進行嗎？因為已經失去了患者，會這樣想也不無可能。

但是也不能因為這樣就批判胸腔外科教授們，在我所任職的醫院有兩三位教授輪流值班，過度疲勞的他們，沒有任何人有權利可以剝奪他們週末或是平日晚上休息時間，而且就算教授值班住在醫院、守著醫院，也沒有任何人會稱讚他們。超過十年，聽從這些沒經驗、對於胸腔外科知識全無的實習醫生的注意事項來做所有的行動，也很令人精疲力盡。這些令他們飽受煎熬又厭倦的事全都是因為制度和體系的問題。

狂牛症的治癒率幾乎是百分之百，害怕得到這可怕疾病會死的全國國民，幾天幾夜拿著燭火在廣場示威抗議，最後還讓總統出面向全民道歉，數不清的新聞報導，甚至參雜了許多政治問題，即使現在仍然常常被提及，自然而然產生了巨大的社會影響以及費用，理由就是因為這是危及到生命安全的問題。但是，目前為止韓國並沒有任何人得到這個病，所以當然也沒有人因為這個病而死亡。

狂犬病也是，而且治癒率也幾乎是百分之百，全國國民沒有人不知道這個病的，全國國民如果被貓、狗或是其他動物咬傷的話，因為害怕得到狂犬病，都會陷入不安來急診室打針。預防接種和治療劑的免疫球蛋白是非常昂貴的，但是不安的人們仍然願意自費打針，為什麼呢？果然也是會危及到性命的關係。在韓國，十年來只有一位狂犬病患者，而且還不是常見大家害怕的狗咬的，而是被浣熊咬到所感染的。

破傷風也是一個可怕的疾病，這個病的治癒率大約百分之五十左右，幾乎沒有人不知道這個疾病。如果被鐵或是其他骯髒的物體刺傷，患者會擔心感染破傷風而感到不安，來到急診室如果不確定有沒有施打過破傷風疫苗，或是有傷口讓人覺得有些不安，醫生一定都會幫患者施打破傷風預防疫苗，大概花費是韓幣三萬元至五萬元[1]，也算有些昂貴的藥劑。但是光是今天就有幾十名患者打了這個預防針，也許是因為這樣，在韓國一年內感染破傷風的患者大約十名，大概可以看做是一年內有五名患者因為破傷風而死亡。一年內全國只有十名患者感染的疾病，要遇到這樣的病例都不是件容易的事，我自己在醫院工作這麼多年來，懷疑是破傷風的患者也只有一、兩位而已。

1 譯注：約新臺幣一千元左右。

外傷的患者多到數不清，而在這之中，因外傷而危及生命的患者一年約有十二萬名，其中約二十五％也就是約三萬名患者死亡，死亡的三萬名患者之中，大約有一萬名患者被評斷為，如果在醫療機構裡應對的急救措施能夠再快一點，是有可能存活下來的。換句話說，有一萬名外傷患者是因為醫療制度與體系而死亡的。

我們的社會價值中，比起其他事物，人的生命是最優先被考量的，當這個價值觀被威脅時，人們會感到憤怒，必須讓全部人知道這件事。我認為不管要投資多少費用，如果可以救回一條寶貴的生命，站在大義之上我們都必須這麼做，但是一年卻有一萬名外傷患者因為這樣的體系而死亡，這是由國家統計處所發表的實際數據。可是，我們卻從來沒有看過因為胸腔外科醫生或是醫科生不足，就決心改變這樣對待外傷患者的體系，而出來示威抗議的人。

我想大概是因為大部分的人並不清楚這樣的事實，實際上也沒辦法知道，因為醫院也不可能告訴患者家屬「這種情況如果一開始有胸腔外科醫生來治療的話，你的丈夫就有可能會活下來……」處於同樣醫生立場，也沒必要說這種沒有幫助的話，實際上人的生死是非常敏感的問題，這樣的說法在科學理論上也可能有錯誤，所以沒有理由說。而且必須轉達失去病人很遺憾的胸腔外科醫生實在太少，他們之中很多人都放棄從事急救手術，轉往與專業不相關的醫務，或者由於工作過於繁忙使得自己身心俱疲，很難向大眾媒體轉述這樣的工作環境。而其他科的醫生們因為事不關己，也不是自己的患者，既不關心也不想為此負責。而死者並不會為自己發聲，一環連接著一環，成就了對一萬名患者死因寬貸的社會。

奇怪的現象還有一個，從我們醫院胸腔外科十年之間沒有住院醫生這件事來看，現在人氣超旺，所謂的「皮眼整精復影」（皮膚科、眼科、整形外科、精神科、復健醫學科、影像醫學科）的住院醫生人數分別是：皮膚科有八位、精神科有八位、復建醫學科有八位、影像醫學科有八位，一共三十二位，他們也在做相當重要的工作，而且根據自己的想法選擇所屬的部門，所以我絕對沒有任何要批評他們的意思，但是如果這些人數可以減少一些，甚至沒有，急診室裡的患者也不會因此而死亡。申請的人比編制的人還多的這些科別的醫生裡，只要有少數的人申請胸腔外科的話，至少胸腔外科在急救處置上的應對會比現在更加完善。但是在我們醫院幾年間申請胸腔外科的住院醫生一個也沒有，那麼我們就能輕易責怪他們嗎？並不是這樣的，如果選擇胸腔外科的話，就等於選擇了一條比其他人更艱辛的路，在社會上也不會更受到人們的認可，甚至也沒辦法賺大錢，像這樣的工作，不管是誰都會先排除在外的。

真的很奇怪，明明我們就是生活在一個覺得人命比金錢更加重要的社會，許多人也很珍惜他人的生命，也認為自己的生命很珍貴，但是對於與生命有直接關聯的胸腔外科醫生的人數，因為現代市場法則的影響下變得幾近滅絕，申請的人數就連召募的一半都不到，不管是調整人數，或是單純增加收入的保障，總有讓人數增加的方法。神經外科或是整形外科的住院醫生他們的生活也不比胸腔外科輕鬆，但是未來的收入有保障，所以這兩個科別也不會有申請人數不足的情況。如果胸腔外科是一個也能賺很多錢的職業，現在的情況一定會有所不同，但在醫界，胸腔外科被徹底忽視了。

即使是此時，也有人正走向死亡，一年一萬名，一天就有二十七名，因為不完善的外傷醫療體系，每一個小時就有超過一人死亡，明明一定有人很清楚這些事情，但是為什麼完全不去改變，實在無法理解。在實際生活中幾乎不會面臨危險的狂牛症或是狂犬病，人們是如此感到憤怒與害怕，但是在回家路上遭遇交通意外送到醫院，卻因為手術延遲而可能造成的死亡，這樣真實發生在我們生活中的事人們為什麼不會感到憤怒呢？

現在對於重症外傷的應對處置有指定外傷中心做為加強補全的機制，所以在目前的醫院名單之中，指定幾個為外傷中心，改正系統不完善的問題。但是我認為送到中心被救治的患者，是原本就可以救活的患者，在意外發生時，醫院裡能夠有一、兩位常駐的胸腔外科醫生，能夠以最快的速度為眼前的患者做治療，這才是更緊急的事情。

我只是一個在急診室裡常常可以看到的平凡醫生，熬夜工作，工作內容繁重又辛苦，但付出的辛勞卻不會得到大眾的認可，也不期待大家能夠理解，我只是在偏僻的急診室裡靜靜地做自己的工作罷了，也沒有什麼巨大的信念或是意志想對這個社會或是系統做什麼改革，但是身為人，我的患者在眼前冷汗直流全身顫抖著漸漸走向死亡，即使是沒有什麼想法的我也幾天幾夜自責不已，也感到十分後悔。但是對於這個無解的問題，無知的我只能覺得心痛萬分，我所期盼的並沒有很多，只是希望能夠有常駐的胸腔外科醫生能夠救治患者，如此罷了。

不可知的世界——關於生存

제 20 장

日落時分

通常待在房間一個小角落消磨時間的我，也有一項會讓我踏出房外的娛樂。首先，從早上開始我會仔細觀察那天的天氣，到了日落時分，如果判斷是可以出門的天氣的話，就會把書放回書架上，或是將原本正在撰寫的文章存檔之後，換上輕便舒服的衣服，走向玄關綁緊運動鞋鞋帶，接著出去慢跑。

只要一有機會，就會去做的事情就是慢跑，雖然只是跑步，但是慢跑讓整天都不太一樣，那天我可以朝著想要去的方向，踩著運動鞋，跑到自己覺得充分滿足為止，然後回頭往反方向跑回來，距離不會超過十公里。我沒有既定的速度，照那天想跑的速度來跑，如果覺得累，就會回頭。那天的慢跑路徑和之前的越不一樣越好，越覺得特別。從家裡出發，有時候會沿著漢江邊跑，有時候也會南山跑一圈，有時候會穿過繁華的市區，有時候會在公寓社區或是附近的高中操場裡，一圈又一圈空虛地跑著，有時候回到鄉下的家，也會選擇平時不常走的鄉間小路來慢跑，在旅行時或是其他稍作停留的地方慢跑的話，那天會更有受到祝福的感覺。

除了可以隨著自己的心意往任何地方奔跑以外，還有一個理由讓我愛上慢跑，就是不管往哪個方向跑，總是朝著可以清楚看到天空的地方奔去。如果沒有特別的原因，會在夕陽西下的黃昏時刻前從家裡出發，等到太陽完全沒入就回家，這時間天色不會太黑，又可以避開直射光線，如果是夏天，這時也是一天之中溫度稍微涼爽的時刻，秋天的話，也不會太冷。最棒的一點是可以觀察欣賞每天太陽下山的景色都多多少少有些不同，事實上這是我慢跑的真正理由。

「為什麼要慢跑呢？」許多人這樣問我，雖然可能會有類似「為了健康啊。」或是「為了要減肥啊。」這類的回答，但我總是回答「因為我想要看太陽，所以才跑步啊。」因為在我們呼吸的世界裡最美麗的時刻就是日落和日出了，而我不願意在不知不覺中錯過這最美好的每一個瞬間。

太陽每天都用不同的姿態落下，為了每天親眼目睹那美麗的一瞬間，想要全然地感受我所呼吸的這個世界。有些日子是非常明亮清澈的，又有些日子帶著幾朵雲朵，害羞地躲在後方，偶爾從無法預測的遙遠之處閃耀著神祕又微弱的色彩，太陽漸漸沒入。就像是習慣一樣，如果觀察自己居住地的日落，會讓我們原本平凡不起眼的居住地變得更加特別。就如同我這麼多日子以來所看見的各式姿態的日落一般，我每天都看著不一樣的世界，所以透過日落，讓周圍的世界變得更加美麗，也有了懷念這美好瞬間的藉口。讓這個地方就像是去旅行，或是脫離一般常軌一樣，不覺得這是平常居住的地方，而像是異國裡的城市一樣，可是當我停留在別的城市時，則會覺得這地方看起來就跟我生活的城市一樣。紅紅的夕陽與雲彩，沒有一天是完全相同的，所以每一天都有不同的風景可以欣賞，讓我在慢跑時一點無聊的空間都沒有。

特別是在平時不會經過的路上慢跑，讓我的日常變得更加新鮮，所以我從來沒有動過一絲念頭，去使用那灰暗牆壁瞪著我看的健身房裡的慢跑機，那就像黃金鼠跑滾輪一樣，一點意義也沒有，完全無法讓人產生任何一點創意靈感。習慣漂泊流浪的我在外面養成跑步的習慣，透過這樣的方式獲得未來居住的家與都市更多的回憶，在未來去更多旅行景點時，也會繼續以這樣的方式完整感受當地的一切。

제 21 장

棉被宣稱肚子痛

四十歲左右的精神分裂症患者S她的症狀一天一天慢慢地惡化，在發病初期開始出現幻聽，那時她真的十分認真接受治療，也總是照著醫院指示按時服藥，也從不缺席地認真接受治療。但是，藥越吃越覺得精神不濟，整個人恍恍惚惚的，流出來的口水甚至要拿杯子來接，不知道為什麼手腳會不聽指揮動來動去？也不知道為什麼身體會全身發癢到無法坐著？只要停藥，幻聽就會重新出現，可是跟副作用一比，好像覺得沒那麼糟。自己的病沒有好轉，又對副作用感到身心俱疲，就連繼續活下去的意志都變得薄弱，所以就整日失魂落魄地窩在家裡，足不出戶。原本在一旁照顧的丈夫也對這一切心力交瘁，幾年前就離開她的身邊，所以她的生活就與幻聽、幻視與幻嗅一同度過。那是一段非常自由不受拘束的生活，如果出現幻聽的話就回答，如果看到幻視的話就一起奔跑玩耍，最近也會和以前曾經親近的同事們見面，也看到了以前養的狗狗，託幻視的福，就算待在家裡卻一點也不覺得孤單。今天睜開眼睛，那個曾經很討厭我，每天都只會一直對我發脾氣，雙腳踏出玄關後就一去不回頭的丈夫，今天卻帶著一張溫柔和善的臉龐回來找我了呢。我們好久沒有一起煮一壺暖呼呼的熱茶，一邊喝茶一邊聊天說笑，看到這溫馨快樂的氣氛，覺得現在似乎可以再度克服一切，喔，我親愛的老公啊。啊，可是突然之間，我先生突然腹痛如絞，大喊著他肚子疼而且還雙手環抱著肚子！劇烈的腹痛讓他痛到在房裡翻來滾去的。最後他爬進衣櫃裡，抱著肚子，動都不想動一下呢！這該怎麼辦才好呢？心愛的丈夫該不會就這樣突然死掉吧？不行！要找人來幫忙才行！

今天也是不分晝夜往來穿梭於現場，疲於奔命筋疲力竭的一一九救護人員的M，接到下班前最後一個指令，到達了現場。本來和同事們約好下班後一起喝杯啤酒，光想到冰涼爽快的啤酒咕嚕一聲瞬間滑過喉嚨，就不禁地口中生津，忍不住想流口水呢。只要將這名腹痛患者送到醫院，今天的工作就結束囉。帶著焦急的心按著門鈴，一位太太獨自走了出來，看來她應該是家屬，患者很明顯應該是倒在床上不停地呻吟著吧。M問這位太太患者在哪裡，她帶領M往臥室方向走去，臉上帶著果斷確信的表情猛然地打開了衣櫃的櫃門，指著衣櫃裡面一條折得好好的棉被。

「我先生現在在那邊說他肚子痛到不行！」

「嗯，你先生現在在哪裡呢？」

「就在這裡你沒看到嗎？他就是我先生啊，他現在肚子痛，痛到抱著肚子在那裡滾來滾去，不是嗎？」

「啊?!」

真是令人百感交集，雖然看過許多不講理的「奧客」，但是這世界上真的是活得越久，看到的奇怪事情就越多，現在不就有個人指著棉被說那是她的丈夫嗎？「不好意思，棉被並不在我們移送的對象裡喔。」該這樣對她說嗎？還是「嘿，你的腦袋是清醒的嗎？」該這樣說嗎？但是看到這位太太果斷堅定的表情，並不是那麼容易就會打消念頭的樣子，如果向這位太太提及她的精神問題什麼的話，搞不好會被她狠狠痛罵一頓，M迅速地判斷狀況後心想：「喔，仔細想想，的確看起來是生病的人沒錯，但是不是肚子痛，而是精神頭腦有問題啊。」M為了趕快下班，他下了這個決定，「那就全部都載去醫院放吧。」

為了要移動棉被，從她將棉被拿起攙扶的姿勢看來，那可不是普通地確信啊，她認真覺得那棉被真的是她丈夫，這種情況連經驗豐富的M也是第一次看到呢。一條棉被被如此誠心誠意地推了進來，整整齊齊地放在擔架推車上，這位四四方方疊得很整齊的「患者」正確無誤地躺在擔架的正中央呢。為了防止掉落，連安全帶都繫得好好的，而且擔架推上救護車後，也被安全地固定好，而真正的患者S則坐在家屬的椅子上，一路護送照看這條棉被到醫院。那誠摯懇切又擔心憂慮的表情！果然沒錯！我的決定是對的！這個就是最佳的解決辦法啊！

急診室新手護理師J面對急診室裡絡繹不絕的患者，已經有點頭昏眼花了，從早到晚沒有一刻清閒，再加上事情還沒上手，更是累得半死。從接到了新的人事命令開始，因為處理事情總是生疏又連連犯錯，沒有一天不挨尊敬的指導老師護理長的罵，就連剛才也因為搞混病人的藥物，被狠狠地大聲斥責教訓。連打起精神重新振作的時間都沒有，不近人情的患者卻不斷擁入，一點也沒減少的跡象。這裡真的是人間地獄啊，老天爺啊，求求祢救救我吧。

在這忙到翻天覆地的一片混亂之中，氣勢不凡的一一九擔架推車就像一道光芒貫穿橫越過這一片慘不忍睹的修羅場般的急診室。已經有不祥的預感，唉，深深嘆了一口氣，趕快先過去接患者確認狀況吧。移送的床上……嗯？如果仔細看，上面還有華麗的花紋呢，不對啊！怎麼會是綁著安全帶的被子呢！雖然一一九擔架上帶來了許多各種不成人形的患者，但是載來的不是人，可是第一次看到呢。被子安全且沉著地躺在擔架上，把床收起來，還站起來或是坐得正正的呢，哈哈哈。

護理師J從一一九救護人員M那聽到了狀況，真的是很昏倒耶，為什麼連不是人的棉被都送來呢？為此感到有些埋怨，同時也覺得傻眼又無可奈何，但是看到家屬那散發炯炯誠摯的眼神，身為工作屬性相似的人來說，這種情況也可以理解，先幫忙一起演戲吧。

「好的，請往這邊來。」

為了安全，引領救護人員和家屬到角落的病床後，將安全帶慢慢地解開，怕棉被會散亂開來，所以保持整齊漂亮的樣子讓被子躺在床上。家屬還幫被子蓋上被子呢，接著家屬就安安靜靜低著頭坐在椅子上，這景象真是……

但是要先掛號才可以接受治療，請家屬來幫患者掛號，她還是堅持地寫了離家出走丈夫的名字。好，那就這麼辦吧，先將棉被以中年男性的身分登記下來吧。喔，那麼掛號時生命跡象該麼填寫呢？因為沒辦法測量棉被的血壓和脈搏，那就測量家屬的血壓和脈搏吧，嗯，非常穩定呢。那麼現在必須記錄主要訴求的症狀，主要訴求症狀啊……J陷入一陣苦思，主要訴求症狀必須簡潔清楚又正確，客觀性地用一句話表達，好！就是這個！J在登記表上寫下了一句經典名句。

「棉被宣稱肚子痛。」

負責急診室的護理長L，為了總是迷糊犯錯、搞砸事情卻總說自己是對的、老是頂撞回嘴的新人護理師J，還有一堆老是胡言亂語的病患們，因此L萌生辭職的念頭。剛才也是在這麼忙碌的時刻，抽了一些時間，把準備要給患者的藥物搞錯的新人護理師J罵了一頓，罵到她都哭了，L覺得連訓斥的時間都很浪費，以兩倍速加快罵完了。這個人根本一點進步也沒有，一下子犯這個錯，一下子又犯那個錯，不停地反覆犯錯，在這混亂之中又有新的病人擠爆急診室，和J一起工作真的是特別辛苦又煎熬啊。話又說回來，急診室真的快要忙爆了，唉，為什麼今天發生了這麼多意外事故呢？

看來又有一位新的病患到了，病歷表怎麼會堆了這麼多呢？只叫她拿新進病患病歷紀錄都唉聲嘆氣的。新人護理師J不知道是不是因為剛剛被狠狠罵一頓的關係，拿著新進病患的病歷時已經開始看起前輩的臉色了，那眼神看起來分明就是又闖了什麼禍的樣子。

「快點把病歷表拿來給我看。」

「那……那個，護理長，病歷在這裡。」

J小心翼翼地將記載了患者的生命跡象紀錄和主要訴求症狀的紙張交了出去。主要訴求症狀是這麼寫的，「棉被宣稱肚子痛」。

這是在寫些什麼東西啊！J現在真是誇張到了極點了，實在太了不起了，怎樣看來都已經到了你也得辭職、我也要辭職的時候了，L不禁想起了住在鄉下父母親，還有連臉都快忘了長什麼樣的男朋友。現在急診室就像菜市場一樣又吵雜又混亂，就連馬上去質問到底是怎麼一回事的力氣，或是去罵人的力氣都沒有，罵人等一下再說，這種訴求症狀呈上去的話，我們醫療團隊會多麼混亂啊？只好把敘述修改得好看一點，至少要人看得懂什麼意思不是嗎？就像一直以來所做的一樣，主要訴求症狀不管何時都要簡潔清楚又正確。

「肚子痛。」

急診醫學科的住院醫生P已經連續上班十六個小時了，今天也是早上六點起床，七點前要出門，八點開始上班，現在已經是晚上十二點左右了，差不多就是那時間了。工作就和粗重的體力活沒什麼兩樣，幫病患又壓、又縫線、又拍打、又大喊，飛快地敲打鍵盤，病歷表上用英文快筆揮灑寫下一堆醫學用語。手腳在此時已變得有些麻痺又疲憊，事實上這樣忙碌的時刻不是只有現在才有，而是一直都如此，而且剛才還被一個醉漢緊緊大力地揪住領子，問候了父母呢。他是這麼說的，我的父母現在一定很不平靜，而且要我知道我很沒家教，我的父母教養方式是錯的，這我可是一點都不想知道呢。每次這種時候，就恨不得放任他們生病到死，要不然就是把他們全部丟下一走了之算了，唉。

P將患者稍微處理了一下之後，就進到了值班室，將兩條腿伸得長長的放在書桌上，一面滑動著滑鼠，點擊著在電腦螢幕上呈列出來的患者目錄，一面開始逛逛網站，讓自己的腦子可休息一下，這是讓因繁重工作而感到精疲力竭的身體與腦子，可以暫時獲得休息最好方法。舒舒服服地坐著，一邊看看網路的小道消息，一邊從電腦遠端分配指令下去。反正在工作的二十四小時裡，急診室的患者和護理師們的注意事項就像導彈一樣不停地追著我跑，就連坐在廁所裡，電話也響個不停，就算正在檢視噴血的傷口時，病歷表也不停地飛來。至少這方法能讓身體可以稍稍放鬆一下，賺到一點休息時間。我在急診室算比較有經歷，現在只要看一看執勤護理師寫好的電子病歷表，就可以將初步指令自由地分配下去，反正在急診室本來就是幫生病或是受傷的人，先做一些基本急救處理，之後再幫病患仔細檢查。

啊，剛剛有個肚子痛、生命跡象穩定的中年男子被送到急診室了，真的是在急診室常見的例子呢。像這樣的患者先幫他吊點滴，做血液檢查，拍照之後才能做診斷，等一下在直接去看患者確認狀況，現在先休息一下吧。P在電腦畫面中輸入了處方，腹痛患者用的一般慣例處方，小便檢查、照X光片，啊，還有腹痛患者專用的止痛劑也要，看吧，這樣真的又快又方便，對吧？

急診室實習醫生K也已經連續工作十六個小時了，剛開始進急診室工作時，同事們嚇唬他，說這裡真的非常可怕辛苦，比你所想的還要更像活生生的人間地獄，各式各樣的事情都會在這裡上演、出現在你的眼前，剛剛就有個醉漢竟然對著尊敬的專任P前輩，大聲問候他的父母是否健康，又說他爸媽明明是人，怎麼會生出這樣的王八羔子，大聲叫罵著出生的祕密，這麼新鮮的髒話還真是第一次聽到呢。不知道其他前輩怎麼有辦法下定決心，讓自己一輩子就待在這種地方工作，就連我待在這裡不滿一個月就已經筋疲力盡了。

今天開始工作之後，連一次都沒機會坐下，不斷來回奔波，飯也沒有時間吃，累到頭昏眼花眼珠子轉啊轉的，肚子一餓，看到什麼都覺得是吃的，我已經掉了三公斤了呢，剛好趁這個機會減肥嗎？唉，在這一片混亂之中，忍不住埋怨起進入高峰時刻一擁而入的病患們，還有那成堆一組又一組點滴的輸液用品，真不知道那些見鬼的點滴用品和病歷表到底是從哪裡冒出來的，不管怎麼做，根本沒有結束的時刻。還好幫病患吊點滴這件事還算是簡單的，因為只要拿著小盤子幫病患插入針頭之後，接上點滴就可以了。既然這樣，就乘機去幫病患吊個點滴，弄完就偷個閒稍微休息一下。剛好有一位成年男性的點滴要處理，血管應該也很粗，應該會滿順利的，先幫他吊好點滴，抓一點空檔時間進食一下。

K拿著裝有輸血用具的小托盤安靜地來到了患者躺臥的病床邊，接著拉上病床邊的簾子，帶著一貫親切笑容，親切地向病患說：「X先生，現在要幫你吊點滴……嗯？」這是什麼東西啊？一條棉被躺在床上，然後還蓋被子地安靜休養！「X先生去哪裡了呢？」

看起來像是家屬的女子，用著炯炯有神的眼神，指著床上毫不猶豫果斷地說，「不就在那邊嗎？」

這女子指的東西明明就是一條色彩繽紛、看起來肯定不是我們醫院的棉被啊。「嗯？患者現在不在床上啊，X先生先去廁所了嗎？」

「沒有啊，現在不就正躺在那裡嗎？」

K再次揉揉自己的眼睛，仔仔細細看清楚床上的每一個角落，床上躺著的明明就是一條每個邊邊角角都被折得好好的棉被，甚至還枕著枕頭呢。這也太沒道理了吧，而且仔細看點滴用品上的處方箋，是我尊敬的P前輩寫的，那麼，前輩的意思是要我直接幫棉被吊點滴嗎？P前輩從來都沒有出錯過啊，是因為剛剛被罵了一堆關於父母的髒話，所以現在大受打擊有些精神混亂嗎？應該不可能啊。如果要我幫這條棉被吊上點滴的話，就像是幫樹木插上營養劑一樣？

我只不過是急診室工作經驗相當卑微的實習醫生啊……雖然不管什麼事情只要上頭吩咐下來，實習醫生就一定要赴湯蹈火不辭一切去做才行，但是，就連這種事，真的也是實習生的本分嗎？真的是這樣的話，那麼注射劑呢？棉被的小便檢驗呢？棉被的X光片呢？就算把棉被拿來扭轉壓榨可以擠出尿液，可是X光片不管怎樣拍，這條棉被也不可能拍出任何東西吧？在急診室真的是各式各樣五花八門奇怪的事情都有啊，就連交接的書面資料也沒有，連聽都沒聽過的狀況啊，朋友們嚇唬我的時候，也從沒講過類似的事啊。啊，卑微如我，這真的不是我能夠解決的問題，還是去護理站問清楚好了。

「十六號病床患者是條棉被耶？」

「嗯？實習醫生，你說什麼？」

為了確認狀況現在才跑出來的護理長L，看到亂成一團的病床和托盤上放的點滴用品後喃喃自語，「乾脆趁這個機會遞辭呈算了，回故鄉一趟，這陣子真的太疏忽父母了……」

昨晚精神分裂症的患者S被緊急隔離到了精神科的隔離病房，結束工作的醫護人員在明亮的早晨聚餐，面對面坐在煮得滾燙燙的馬鈴薯豬骨湯前。暫時從地獄裡逃離的新人護理師J、護理長L、實習醫生K和住院醫生P臉上完全都帶著開朗的神情，各自聊著關於昨晚的事，氣氛顯得又喧鬧又愉快，當然，在這樣的氣氛之下一定少不了燒啤[1]囉。他們將杯子高舉著，一

1 譯注：燒酒加啤酒的飲品。

大清早就大聲喊著敬酒詞，接著將剛剛倒滿的燒啤爽快地一飲而盡。

「來來來，乾杯、乾杯，為了全宇宙第一個幫棉被開了吊點滴處方箋的住院醫生P，乾杯吧！還有，為了全地球上所有肚子痛的棉被，我們乾杯吧！」

제 22 장

科長、文件與我

那是一個窮極無聊的白天勤務，急診室主要事件大部分都是在晚上發生的，在平日時，跟一般的門診比起來，看起來是如此的冷清，大學醫院的急診室顯得無力又沒勁，外面是如此的寧靜，病患們也無聊地躺在病床上。身為總住院醫生的我在這個醫生休息室之中，不確定會不會發生什麼事情，就在處理有的沒的雜事中度過了時間。無聊的時光就像流水一般流逝，不知不覺就到了晚餐時間，科長拿著一份資料猛然地打開了醫生休息室的門走了進來，令我有些緊張，因為拿著資料的科長看著我的視線，有不好的預感。

「南宮仁醫生，一個禮拜前收到一份公文，但我太忙結果忘記了，今天突然想起來趕快找出來一看，是關於『優秀專任醫生選拔』，大部分都是由實習醫生和住院醫生投票選出，然後醫院再由各部科長另外推薦一位出來，所以來公文要各科科長寫推薦住院醫生的推薦書。但是我忘記了，截止日期是到今天，今天一定要交，如果只有我們科沒交推薦書的話，不是很可惜嗎？還是寫一寫交出去比較好吧？推薦人選就寫南宮仁醫生吧。可是寫推薦書真不是普通傷腦筋呢，那麼就拜託南宮仁醫生寫一寫，今天之內交出去囉。」

「啊……推薦我啊？啊，好的，我知道了。」

總之先答應了，打開資料來看看吧，我對科長交代的事情從來都沒有拒絕過。

那是一份要各科科長提交在科裡品行端正，足以成為他人典範的專科醫生的公文資料。下面推薦書的格式，在那看起來就像大海一樣寬闊的A4用紙上，留下了大大的空白。我真的感到相當為難，除了要自己寫自己的推薦文，的確是一件挺可笑也會被人嘲弄的事以外，再加上必須填滿偌大的空白。抬頭看了看時鐘，距離提交截止時間大概只剩下兩個小時左右了。科長在交代這種為難尷尬的事情上，果然很有天分啊。

文章開頭的第一句話我就卡住了，就連要怎麼開頭都不知道，如果想要讚揚我的品行有多麼端正的話，究竟要用什麼辭彙來當開場白呢？為了下筆我就猶豫十幾二十多分鐘，把時間都浪費掉了。上述所提到的專科醫生是……不對，我們科的南宮仁醫生……不，嗯……我把這些不得體的文字寫了又刪，刪了又寫，為了找那根本不存在的文章素材，四處環顧，瞟到了資料上標註的得獎禮品——「贈送醫務副總長優秀專科醫生金牌（二十四K三錢）」，那段時期本來就對物質欲望不是很高，對金價這種東西完全不感興趣，不知道這塊金牌究竟值多少錢，也沒興趣知道，心想黃金一錢大概就值個韓幣一萬元[1]左右吧？我順手在網路上查了一下黃金一錢的價值，天啊！黃金一錢竟然價值十八萬五千七百五十元[2]啊！

我就像醍醐灌頂茅塞頓開一般，不知不覺地整個腦子清醒了過來。我的老天啊，沒想到科長竟然轉交這樣的好差事給我，根本完全沒想到這份公文竟會如此令人驚喜啊。我拿出一股連A4紙都不夠寫的氣勢要來填滿這張表格，擷取這輩子最喜歡的佳句名言和詩句，東西方古今名言，也從前幾天、上個月，甚至學生時期念的小說詩集中選取一些段落，只花了一個多小時就全都寫好了。代名詞、助詞、名詞、副詞，就連文章中任何一個標點符號都不馬虎，起承轉合到最後一句奇蹟似的就那麼剛好寫到了A4紙的最後一行。剩下時間我以秒為單位進入最後定稿階段，將文句段落修飾得更加流暢，將一些太常使用的平凡詞彙，改用較為華麗艱深的詞彙來取代，絲毫不避諱自己就是這內容中所陳述的主角，我眼睛燃起熊熊火焰只為了要完成一篇佳作，終於完稿了，那封推薦書終於完成之後，就算閉著眼來看那篇文章，也幾乎可以算是「天路歷程」[3]等級的生平傳記了。

---

1 譯注：約新臺幣二八〇元。

2 譯注：約新臺幣五二〇〇元。

3 譯注：《天路歷程》是一六七八年二月出版，由英國基督教作家約翰．班揚所寫的基督教寓言詩，後來也被認定為小說，為重要的英國文學作品之一，被翻譯成兩百多種語言。

原稿交出去之後就什麼也不剩了，但是那篇文章可說是我畢生的得意之作啊，那篇原稿如今下落不明真是非常遺憾啊。不管是誰讀到那篇文章，都會覺得這根本就是一個在神聖馬槽誕生、分配五餅二魚（耶穌將五塊餅和兩條魚分給五千名信眾吃的神蹟）的住院醫生，或是在菩提樹下悟道成佛，搭著飛機降臨到大學醫院就職的住院醫生。我可以確信不知道實情的評審委員們在看到那篇推薦文後，會毫不猶豫地將我拔選為得獎者，又或是也有可能產生這樣的苦惱，「這樣的人在我們醫院裡當住院醫生也沒關係嗎？不是應該要趕快把他升為院長，或是保健福祉部的部長才對嗎？」

最後我的心情就像是得到文學獎一樣，坦坦蕩蕩地接受優秀專科醫生獎。雖然我並沒有品行端正或是足以成為他人模範，但是總是盡力且忠實地去執行所有交付給我的工作。它成為乏味的住院醫師時期的證據，現在仍在我們家雙手交叉站在一邊盯著我看呢，也許在監視我之後是否品行端正，又或是有沒有資格成為他人典範，我是這樣想的。

제 23 장

下雨的日子

那是一個下著大雨的日子，梅雨季的天氣果然難以捉摸，早上的時候空氣還很清新涼爽，雖然天氣預報說會下雨，但是現在雨勢就像要下到讓全世界的每個角落都溼透一般地傾瀉而下，甚至伴隨著轟隆隆震耳欲聾的雷聲。雨水順著凹凸不平的建築物外牆，不停地滑落而下，就連空氣不流通的室內也感受到了，即使開了冷氣也無法阻擋滲透進來室內的潮溼，也傳來了雨水滴滴答答的沉重聲音。急診室的自動門打開，從每個走進來的人的衣著就可以完全感受到外面的天氣，拿著雨傘的人們袖子或是一邊肩膀部位的衣服以及褲腳，全都溼透了，也有人淋成落湯雞全身溼個徹底，他們的表情和姿勢，就像穿越雨陣被淋溼的穿著一樣，看起來都相當不舒服、非常可憐地進場。

俗話說「有備無患」[1]，是說如果預先準備好的話，就不會有憂患的事發生了嗎？不是的，是

「有雨」的話，就「沒有患者」的意思啊，這句話不管在哪家醫院都很行得通，當然是因為穿越雨陣來到醫院，大部分的人都會覺得很麻煩，所以除非人真的非常不舒服，才甘冒淋成落湯雞的麻煩來醫院。但是，急診室卻不適用於這個法則，因為就算下著傾盆大雨，吵雜的雨聲和雷聲一起落下，即使如此，在這空隙之間都一定會有人進到急診室，有他必須得占據一張病床的理由存在。

遇到下雨的日子，會在腦子裡想些什麼呢？果然下雨天還是要來一塊煎得香脆的煎餅，再搭配上傳統的馬格利濁酒或是東東酒，爽快地喝一杯[2]才最對味嗎？又或者是想要喝一碗熱騰騰又辣呼呼的熱湯，再配上一杯燒酒嗎？再不然，吃著剛出爐炸得酥脆多汁的炸雞，喝一口清涼暢快的啤酒呢？如果都不是的話，油滋滋香氣四溢嚼勁十足的烤腸也是不錯的選擇呢！還是上面灑滿了起司的披薩、黑色醬汁粼粼發閃的炸醬麵呢？這樣看起來，人的口腹之欲都是大同小異呢。

如果發問，大家回答的都是這些，吃煎餅結果消化不良的人、吃炸雞結果跌倒的人、吃辣

---

1 譯注：有備無患一詞在韓語中，「備」和「雨」的拼法都是「비」，所以在本書韓文版，作者將其成語改成「有雨無患」。

2 譯注：韓國下雨天時，有吃煎餅和喝馬格利米釀酒的習慣。

魚湯結果一言不合大打出手的人、吃烤腸結果起疹子的人，這些人們身上總是帶著濃濃酒味和很濃厚的食物味道，好像不是人進來，而是那個人吃的食物走進來一樣。下雨天，與人們身上發出來的體味相處在一起。

那種感覺不就像身處搭了帆布棚架的市場嗎？小小的一隻豬被烤成黑色之前不停地轉啊轉地被烘烤著，到處充滿了煎餅味、烤肉味，熙熙攘攘吵吵鬧鬧的傳統市場啊，在這之中，人們圍著坐下，放了幾塊煎餅，混雜著汗水味、雨水味，米釀酒一口飲盡，就像這樣的感覺。每次這樣的患者進到了急診室後，醫護人員經過時會互相擠眉弄眼的，這表示，「下班後我們也去吃塊煎餅配上一杯東東酒吧」的暗號。

雨勢變得越來越大了，現在外面簡直就是下著暴雨，震耳欲聾、轟隆隆作響的雷聲也不是開玩笑的。心想真的會有這樣的一天嗎？就算是菜市場，這程度的雨勢多少也會有影響吧，但是急診室卻絕對不會被影響的，相反的反而會「漸入佳境」地成為一個徹底的菜市場呢。在急診室現場裡，突然大量擁入了一群非常引人注目、狼狽不堪的人們，一一九救護人員鄭重嚴肅地護送，他們看起來就像在雨中完全淋溼的老鼠般互相扶持，年齡大約介於四十到七十歲左右，男女混雜，不知道是哪邊的登山會，全都穿著登山服裝，他們從頭到腳全都溼得徹底，看起來全都精疲力竭像失了魂一樣。彼此握著手、搭著肩膀互相扶持的他們，好像剛從戰場倖存的戰敗軍人一樣，帶著沉重陰鬱的表情。到底有什麼理由會讓他們從山上直接奔急診室呢？而且還是一群人呢，難道你不好奇嗎？我可是相當好奇呢，所以當他們一躺在病床上我馬上就問他們囉。

「今天是為什麼來醫院的呢？」

看起來像是代表的一名男子回答了：

「啊……我……我們去登山……的途中。」

看起來是要開口說話了，但這個故事可能非常長的樣子。

「早……早上天氣很好所以我們就去爬山了，登上山頂之後要下山時，突然下起了暴雨，真的是讓人不知所措的豪雨啊，但是還在半山腰上，距離山腳還有好長一段距離，你也知道，在山上不可能會另外設置避雨的地方，所以只好冒雨找找有沒有可以躲雨的地方，剛好看到一個涼亭，但是已經有很多人在裡面躲雨了，因為早上天氣很好，所以登山的人也非常多啊。在那個小小的涼亭擠滿了三、四十個互不相識的陌生人，彼此互相沒有空隙地肉貼著肉擠在一起。即便不動也覺得又擠又悶、溼溼黏黏的感覺。涼亭的兩旁非常空曠，所以強風不停地穿透涼亭，也將雨水給吹了進來，但就算這樣也比在外面直接淋雨好，所以大家就像一群螞蟻般克難擁擠地坐在一起。也不知道這場雨什麼時候才會停，大家只好忍著潮溼不適感以及聞著其他人的汗味，彼此默默不語地坐著呀。但……但是，突然之間，我的老天啊！整個天空突然閃了一道光芒，涼亭竟然就被雷給劈中了。」

「什……什麼？」

「閃電就落在涼亭的屋頂上啊，那時候真的瞬間感覺電流刺刺痛痛地穿過全身，那邊三、四十個人同時一起觸電啊。唉呦，那雨整個傾瀉而下啊，又有老人、也有歐巴桑的，大家一起觸電，又怎麼可能有誰能夠頭腦清醒地說：『啊，剛才打雷啦？』每個人各自倒臥在地，全都像是發了瘋似的四肢抽搐抖啊抖地爬來爬去，彼此互不相識的人們在狹窄的涼亭裡沒有一個人是好好坐著的，全都跌倒疊躺在一起，淋成落湯雞地全身抽搐打著哆嗦。唉呦，我的老天啊，真的從沒看過這種慘不忍睹的情況啊。」

不知道他是不是又再度回想起剛才的場面，一邊搖擺著雙手一邊說著：

「那個歐巴桑脖子一直左右搖晃，那個老人家則是四肢攤開地躺著，角落的那些人甚至還彈飛起來掉到泥土上，簡直就是地獄啊，人間地獄啊！但是看看大家，大家看來雖然都還滿清醒，但是太過於驚嚇且驚慌失錯了，那場面看起來更像是地獄啊。這時候，有人擔心地問再待在這邊不會又被雷打中吧？所以大家開始往涼亭外移動，不僅被雷打中，全身也淋成落湯雞，大夥全身打哆嗦，那場面可真是壯觀呀。但是又有人說已經被雷打中的地方應該不可能再被打中吧？所以又有一些人重新回到了涼亭下，但又有幾個人覺得不安心又跑了出來，後來因為老人家們聞到燒焦味，所以搖擺不定來來回回的，覺得實在有點厭煩看不下去了。但是雷應該不會再擊中同一個地方，對吧？唉，我真的是被雨淋得溼透了。」

「這個……我也不是很清楚……可是這本來就是很罕見的事情。」

「這時候好像有人打電話給一一九報案中心，但是那些救護人員怎麼還不來呢？想想也是啦，要爬上山本來就是很累的事情，所以我們這群人只好繼續像是墜入地獄般地等著。哎呦，開始有人大聲喊叫，說再過一陣子我們就要全部死掉，又有人喊著上帝耶穌、佛祖阿彌陀佛的，那個歐巴桑說自己全身無力吐著舌頭躺在地上，又有的人說自己平時經常捐錢奉獻，也很認真用心禱告，怎麼會是自己被雷打中呢？那邊那個歐吉桑更像是個假和尚嘴裡念念有詞、不停地反覆複誦著佛號咧。接著一一九救護人員出現了，大家就淋著雨排著隊一起下山了，被雷打到沒死就算了，但是我們冷到差點都快被凍死了呢！」

因為大叔說話的方式實在令人很有臨場感，也因為所有的人看起來狀況也還可以，我忍不住笑了出來，光是用想的，都覺得不可能有這種地獄呀，全部的人因為被雷擊又淋得全身溼答答地，在邋里邋遢又髒兮兮的情況之下，和這輩子完全不認識的一群人混雜一起，彼此肉貼著肉在地上滾來滾去，雖然你也可以說那是一場慘劇，可是仔細想想真的頗有喜感不是嗎？身後的實習醫生大叫，「前輩，剛剛那個人講的事情登上Naver[3]新聞了耶。」網路新聞已經出現這樣的標題「〇〇山上集體遭雷擊事件，現正在〇〇醫院接受治療」，真的很迅速呢。

3 譯注：韓國第一大入口網站。

他們把衣服烘乾、腳擦乾淨，接受檢查，經過一段時間的觀察後，全都舒舒服服地走路回家了。雖然被雷擊中的機率是一百八十萬分之一，那麼大概三十多人同時被雷擊中，機率到底又會是多少呢？不僅如此，全都毫髮無傷存活下來，那麼機率又會是多少呢？或許是涼亭和三十多人一起分擔被雷擊的電流，所以才讓他們全部生還也說不定，如果是這樣的話，他們可以說是在戰場上並肩奮戰的戰友不是嗎？他們一起經歷了一輩子要被擊中都很困難的雷擊，可說是一起克服困境的戰友呢，這又何嘗不是一個偉大的同盟或是合作嗎？搞不好他們會組網路社團或是登山會也說不定呢。果不其然，等他們稍微鎮定下來之後，親切地互相聊著天，也互相交換電話號碼，有時候也說說笑笑呢，如果這樣的話，他們團體的名字該不會是「某月某日〇〇山雷電交加登山會」吧？然後到了下週左右，在他們的團體聊天室裡，搞不好會有人說：「找一天天氣好，我們去吃煎餅配一杯馬格利濁酒吧。」相約大家出來聚餐呢，然後在聚餐時，喝到醉醺醺時說：「啊，金兄那時候說，在涼亭可能又會被雷擊中，所以害我們超淒慘地在外面淋雨，哎喲，這到底是怎麼一回事？」又可能有人說：「欸，可是那時候李兄不是在祈禱些什麼嗎，祈禱得這麼真心誠意啊。」彼此聊天說笑，談論那天的事情然後回家也說不定呢。哈哈，就因為大家都毫髮無傷，所以才能這樣談笑自如地彼此開著玩笑，世界上真的什麼緣分都有呢。

◆

不管是下雨還是下雪，急診室裡總是散發著各種獨特的喜怒哀樂的情緒，與泰然自若在一旁散發著明亮光芒的急診室招牌完全不一樣，這個地方真是悲喜交錯啊。喜劇般的悲劇，又或是悲劇般的喜劇，就連變化多端的天氣也沒它多變呢，如此複雜的世界就在急診室裡，在這個地方，一百八十萬分之一機率的偶然可能會發生好幾次呢，那些用身體去接受這樣偶然的人們，可能會感到開心、惱怒，而這樣的偶然也可能發生在令人出乎意料的朋友們身上。今天也是，在這小小宇宙中的人們，不管下雨還是下雪，仍然在那奔走著。

제 24 장

哪種骨折

急診室的實習醫生K在大半夜裡大聲喊叫著，阻擋著蜂擁而入的患者們。這情況在這時段很常看見，就如同患者們不同的外表，身上的病也是五花八門，但是在實習醫生的生活裡，特別是在急診室待久的實習醫生，他們現在已經很能掌握住感覺和訣竅了。當急診室的門打開，只要看到患者的臉，大概就可以知道他們為什麼來到急診室，並且迅速地做出處置，現在也常常被住院醫生稱讚反應快、做得好。如果走進來一個表情痛苦，臉皺成一團，並且抱著肚子的中年男子，就知道是尿路結石；緊緊握著流血手指的年輕人，這當然要馬上消毒縫線囉；臉上帶著妝，雙手抱著肚子的女性，看來應該是因為消化不良吧。觀察病患的行為表情，也算得上在急診室實習的小小樂趣吧？

就這樣K又埋頭工作了好一段時間，突然，急診室的自動門令人厭煩地又打開了，進入眼簾的病患穿著雪白色汽車旅館浴袍，下半身沾滿著血跡，光著腳丫子，躺在一一九擔架推車上被推了進來。Ｋ一瞬間立刻掌握狀況，「是下體出血，看來應該在汽車旅館裡太激烈了吧。而我，卻只是一直埋頭工作……總之，先確認一下出血量和婦產科的紀錄，也要跟婦產科聯絡一下。喔，可是這種時候身旁不是應該都會有位帶著緊張神情的男人一起來嗎？這個男的到底是何方神聖？讓我來看看他長什麼樣子吧。」

Ｋ帶著一半好奇心，一半也是為了要掌握清楚患者的狀況，明目張膽地往擔架推車看了過去，上面載著一雙光腳丫的擔架推車現就在急診室的中央，Ｋ仔細打量了一下跟在推車後的家屬，並且與這位跟在一一九救護人員身後的人四目相交，令人大吃一驚，那是位稚嫩年輕的女孩，這個女孩哭喪著臉，眼淚不停簌簌落下，緊緊握著擔架上患者的手。「欸！怎麼一回事？」Ｋ往擔架上的患者看過去，確認患者的臉，赤裸的身體血跡斑斑，只用一件汽車旅館的浴袍遮蓋身體，是位儀表堂堂的男人，而且頭髮剃得短短，看起來像是軍人。「呃……下體出血是沒錯啦……是前面嗎？還是後面呢？還是我想都沒想到的其他部位呢？這到底發生了什麼事啊？」

「原來是完全斷掉了啊。」

在診療室打開患者身上的白色浴袍確認之後，急診醫學科住院醫生Ｓ如此宣稱，患者的陰莖嚴重腫脹，以令人無法置信的角度往右邊歪過去，左側海綿體可以摸到缺損，陰莖頂端有血尿，不對，有流血的痕跡，幸好血已經停了。由於陰莖內側流出來的血，陰莖看起來更加紅腫了。這個也算是下體出血啦……對吧？是下體出血沒錯吧。

「紅腫的原因相較於骨折，裡面破裂的傷口影響比較大，因為破裂而造成流血，才會腫這麼大。這種情況必須住院，要立刻動手術。」

「我……我男朋友應該不會死吧？應該沒有生命危險吧？」

「是的，沒有生命危險。」

「那……那麼，你是說這對生命……嗯，對生命應該不會造成任何問題吧？」

「沒錯，對生命不會造成任何問題。」

「嗯……那……那個，真……真的什麼問題都沒有，對吧？」

「嗯？啊……那方面的問題啊，應該不會有什麼問題的。」

「謝謝你，醫生。」

難得從軍隊放假出來竟然受傷的男子，帶著他軍人般堅強剛毅的表情看著自己紅腫發脹的性器官，而他的女朋友則是哭哭啼啼地坐在一旁。「從這激烈的程度看起來的話，在軍中對女友的思念之情，看來真不是開玩笑的呢。」雖然這外傷不好拿來說笑，但是看到他女友發自內心擔心的神情，S真的百感交集。「在這個冷漠無情又缺乏愛的時代，這真能喚醒所有人內在真摯的愛……哎呦！我在想什麼東西啊。」S用力地甩甩頭。

「K醫生，趕快聯絡泌尿科，這個患者住院後要馬上動手術。」

K純粹出於醫學上的好奇，利用休息時間翻遍了生殖器骨折的相關論文，果然不出所料，國際級泌尿科專家們曾經做過相關的論文啊。「生殖器骨折是非常罕見的損傷，大部分都是因性交而產生，有一部分是因過於劇烈的自慰行為（到底是怎麼弄的！）而發生，或是勃起狀態下，在床上自己滾動（真的只有滾來滾去？）而產生的，更加罕見的情況是被物品擊中（呃啊！好痛！）所導致，最常見的例子與服用威而鋼有關。最常發生生殖器骨折的性交體位是女性在上，另個姿勢是男性將女性靠緊貼牆面或是其他固定物上進行性交。」K看到論文的最後一行，載著「易發生生殖器骨折的體位」為標題的插畫發楞了一下，這男女肉體糾纏交錯的兩張插圖也未免太過詳細，似乎已跨越學術用途的界線了，喔，學問與研究真是了不起呢！突然覺得電腦後面有誰經過的感覺，K趕緊將論文的視窗關掉。差點就要被誤會了呢，呼。

急診室新人護士A對於剛剛送進來的患者實在無法理解。喔，我的天啊！難道不覺得害羞嗎？怎麼敢赤身裸體，而且只穿了汽車旅館的浴袍呢，明明知道一定會被送到人超多的大學醫院，這個男的這樣穿，根本就和暴露狂沒兩樣嘛。又不是要來炫耀「那邊」受傷的。所以A私底下悄悄地跟實習醫生S說道。

「醫生，其實剛剛那個患者讓人覺得很不舒服，半裸著身體被抬上一一九救護車上送到醫院來。」

「A護理師，這就是你沒設身處地去了解患者的情況了呢。來，仔細想想看喔，A護士可能沒辦法確實知道那種感覺，但是你想想看，生殖器斷掉一定痛不欲生吧？」

「嗯……對啊，這是當然的啊。」

「你覺得生殖器斷成那樣，患者還可能穿得上內褲嗎？」

「當然沒辦法穿啊。」

「那麼，一般沒穿內褲的情況下，可以只穿褲子嗎？而且就算只穿褲子也是得把『那傢伙』塞進去啊。」

「對耶，如果只穿褲子感覺很怪，而且應該也很痛才對。」

「所以啦，下半身當然什麼都沒辦法穿啦，如果是這樣，試著想想看，這名男子下半身什麼都沒穿，只有上半身穿著一件T恤來到醫院的情況。」

「哎呀！這樣當然不可以啦。」

「也許他自己在等一一九救護車時，也赤裸著身體想要套上一件上衣看看，然後看著鏡子中的自己，也覺得這樣實在不像樣吧，在這樣的情況之下，最好的方法也只能披上汽車旅館的浴袍來醫院啦。」

「聽醫生你這麼一講，真的耶，好像也沒有其他解決方法了呢！」

泌尿科住院醫生B像是無法相信這人體一部分的樣子盯著患者的生殖器看，因為左側海綿體動脈破裂，內部血壓升高，囤積過多血液，導致生殖器異常腫脹變大。如果得用科學解釋，生殖器腫脹成兩倍粗，也脹到兩倍長，但是實際親眼看到時，真的驚訝不已，不知道要拿這個「物體」來跟哪種動物的生殖器來比較會比較恰當。真的不誇張，雖然是人，但已經脫離「哇，真大」的程度了，就像不知是哪裡來的突變種，還是從宇宙來的生殖器，又或只有在教科書上記載被寄生蟲咬到的生殖器就長這樣嗎？如果實際大小是如此巨大，在地球上根本不可能過上正常的生活，而且它還大幅度地往右邊歪去。

「患者，請問是在性交過程中突然聽到『啪』的一聲，就變成現在這個樣子對吧？」

「是的，我已經說過好幾遍了。」

「好的，那麼明天早上立刻進手術房吧，像這樣積血過多，積血會壓住裡面的組織，可能會造成組織壞死，緊急處理方法就是動手術把積血去除，趕快把尺寸縮小才行。」

患者的表情看起來有些覺得可惜。

「手術方法的話，從這邊前面部分，用手術刀切開到後面這個部分，把這個推到前面下方，留下這個部分用來支撐，然後把剩下的破裂部位縫合起來，再往上提，照原來的位置縫。」

患者這次的表情看起來十分害怕。

「然後，雖然應該不會發生，但既然是手術，就有可能產生併發症，也可能會感染或是發生痛症，由於手術的部位是生殖器，如果手術不成功，未來可能會發生生殖器什麼感覺都沒有，或是有勃起障礙，如果感染嚴重的話，可能會腐壞，這樣只能把生殖器整個切掉……」

「呃啊，停下來，不要再說了，如果真的這樣我乾脆死了算了，不要再說那些，請好好幫我動手術吧。」

「好，那麼現在因為左側海綿體破裂的關係，所以左邊比較腫脹，導致生殖器歪向右側，但是因為手術時會用線把左邊破裂的地方縫合，以後左側在勃起時會比較沒辦法延伸，術後恢復得差不多後，生殖器勃起時會往左邊歪過去。」

「什麼？一輩子都會這樣歪嗎？那歪斜的角度大概會是多少？」

「這個要等手術過後，看看恢復的狀況才能知道。」

「醫……醫生，那什麼時候才會知道呢？有可能會歪很多嗎？該不會是像香蕉球踢[1]的那種直角彎曲吧？」

「等復原馬上就知道了。」

患者用手大大畫出了香蕉球踢的球路軌道，角度看起來相當凶猛且刁鑽呢。

患者和在一旁的女朋友互相交換了一個意味深長且耐人尋味的眼神，患者女友非常悲壯地

1 譯注：香蕉球踢是足球的一種弧線球的踢法，球運動的路線像香蕉一樣為弧形。

點點頭，患者的表情也變得稍微冷靜一些了。

「是的，我了解了。」

「那麼就好好休息，明天好好接受手術吧。」

泌尿科實習醫生N的工作之一，就是在手術前一天幫患者把生殖器附近的毛剃掉，每天晚上大概會剃六個，多的話十個左右，將接受手術的患者生殖器附近的毛髮剃得乾乾淨淨以減少感染發生，這是個崇高的任務。現在對於泌尿科患者已頗為熟悉的N，正一邊用鼻子哼著歌，一邊機械式地剃著毛，每次在幫患者剃毛時，N都覺得自己不是個醫生，根本就像理髮師。剛剛N才用他那純熟的手藝，幫一個馬上要動癌症手術的老爺爺剃完鼠蹊部毛髮。N翻開名簿看看下一位患者是誰，「二十一歲，生殖器骨折。嗯？」

進入病房以後，看到頭髮剃得超短、看起來軍人模樣的患者，他的手仍然和女友握得緊緊的。N心想，在泌尿科像這樣緊緊握著成年患者的手的成年家屬，這還是第一次看到呢。

「要先幫患者除毛，可以請家屬先出去一下嗎？」

那位看起來像是女朋友的家屬馬上起身走到簾外，N為了要幫患部除毛而將患者衣服掀開，那一瞬間，N著實嚇了好大一跳。

「呃……欸？這是什麼東西？這位英雄是誰？他是從非洲還是北歐來的嗎？不對啊，他的膚色和我們明明就都一樣啊……」

N完全面不改色，在醫院裡生存最重要的守則，就是必須在患者面前保持冷靜，不將自己的情緒顯露出來，在這裡發生的事情不管多麼地神奇，都有可能會發生，N緊咬牙關，硬將自己驚訝之意狠狠地壓了下去。

「嗯……好的，那我們現在開始除毛。」

N小心翼翼地將那「龐然大物」提起，開始剃除陰毛，不知道是不是因為皮膚繃得很緊，所以N的除毛作業相當得心應手地順利完成了。

「現在全都剃除了。」

N擦擦汗後說道。他的女朋友在N語畢後，馬上跑回來再度緊緊握住患者的手，好像剛剛那短短的分離時間裡有多麼思念他一般。

第二天早上，二十一歲生殖器骨折的患者的第一次手術即將要開始了，N的工作就是將患者的病床推到手術房。N因為昨天已經見識過那「龐然大物」了，所以不再那麼吃驚，準確地說，已經不像昨天那麼吃驚了，可是現在還有一點點驚訝。但其他人當然不是這樣的囉，患者以正躺姿勢躺在病床上，他的患部就像被添得尖尖滿滿的飯一樣，高聳又凸起。為了第一次手術，手術房裡進來了各科的實習醫生與住院醫生們，以及手術房和麻醉科的護理師們，大家的眼神全都往N和患者那邊看去，不管是出於人性或是醫療角度，都會令人感到好奇啊。和N比較熟的幾個人直接小小聲地問N。

「患者的診斷病名到底是什麼啊？」
「嗯，骨折。」
「什麼？」
「嗯，反正就是這麼一回事就對了。」
將病床推往手術房的路上，短短的一段時間裡，走廊上經過的人群無不往N和患者這邊看過來，考慮到那是大家都很忙碌的早晨時光，這些眼光都是破例的關心呢。N覺得自己就好像是位從市場出來的商人，正推著一個超級巨大、不可能存在地球上的西瓜或是魚貨要去賣，真的，大家投以的視線就是那種感覺。
患者躺在手術臺上，正要開始麻醉，因為要消毒與手術，所以將病患衣服掀開，那彎曲的「龐然大物」就這樣暴露在眾人的眼前。最先發出反應的是麻醉科醫生。
「哇啊，這是什麼啊？」
「生殖器啊。」
「斷掉的話會變成這樣啊？」
「對喔，應該是這樣喔。」
過了一會兒，麻醉科與手術房的護理師們也將他們的視線集中在這龐然大物上，平時對手術不怎麼有興趣的護理師們，今天全都往手術臺這邊看過來，彼此手握著手，用一種很奇妙的眼神小小聲交談，無法知道他們到底在講些什麼，只看到他們用手臂和手勢比較著什麼的眼神。不知道是不是聽到消息，就連隔壁房的護理師也趁人不注意悄悄地在一旁觀看，最後，麻醉結束前連麻醉科女主任教授也出現了。

「哎喲，我的天啊，這個是什麼啊！那個怎麼會變成這樣啊？」

「那只是斷掉的生殖器啊。」

N非常能夠理解，因為這尺寸的確巨大到引發同樣身為人類的好奇心。在消毒手術部位的時候，手術房裡窸窸窣窣交頭接耳的聲音引起一陣騷動，患部範圍很大，所以消毒也花了很長時間。

手術開始了，泌尿科教授手法相當熟練，用銳利的手術刀大大地將龜頭從前面劃開到後面，接著將前方海綿體和後方分離，生殖器立刻就像樹木被劈開一樣分成兩半。用足夠的紗布按壓生殖器吸收裡面的積血，沒多久，生殖器就恢復到原本的大小了。

現在要找出破裂的出血點縫合，稍微一撥開，馬上就看見左邊海綿體有很大的血塊，由於海綿體裂開導致血液囤積形成血塊，必須先將血塊移除才能進行縫合。教授小心翼翼地去除血塊，就在這一瞬間，破裂的海綿體突然噴湧出一道動脈血液，咻，好長一道。

N戴著手術手套和口罩發楞看著，教授扶著分成兩半的生殖器，在那個位置，血液一直線地噴往住院醫生B，B相當熟練地以靈巧的姿勢閃過了那一道血柱。這場面就像一連串的慢動作映在N的眼裡，讓N不禁覺得這場面似乎在電影《駭客任務》裡看過，剛才那一瞬間似乎聽到電影的背景音樂。也是啦，誰想要被生殖器噴出的血直擊臉部，光是想像就覺得很不舒服呢。B身手非常靈巧敏捷地閃過血柱後，教授立刻急忙地止血，接著手術一氣呵成地完成了。

患者拿到了特別病假，他在醫院裡充分休養直到康復，才又回到了部隊。他的傷口復原得很不錯，回到部隊後，跟同儕聊到這段休假的事情，還可能會把事實誇大、得意洋洋地炫耀呢。

「真的有變到那……麼大嗎？」

「金上兵你也真是太愛開玩笑了吧。」像這樣說道。

現在剩下最大的疑問，大概就是復原之後到底「那傢伙」會有多偏左囉，但是「那傢伙」被患者帶回部隊了，現在也沒辦法得知了，現在這個問題的解答，成了擔心「那傢伙」和患者生命的女朋友他們兩人之間的祕密了。如此深深熱愛著彼此，也該有這種程度的祕密與回憶，不是嗎？最後我祝福他們在未來的日子裡，在汽車旅館裡能克服所有迎面而來的考驗，幸福又快樂，現在他們在分享彼此熱烈的愛意時，肯定會更加小心謹慎，因為他們也扎扎實實上了一課了。

제 25 장

內科與外科

　　在醫學預科時期，常常和朋友們一起閒聊殺時間，曾經有過一段這樣的對話。她是一個和醫學系完全不相關的美術系學生，她先開始了一個很常在閒聊時討論的話題。

「以後如果你當醫生，不是要選專科嗎？你想要當哪一科的醫生啊？」

「雖然這個問題要很久才傷腦筋，但因為我是男生，現在對外科比較有興趣。」

「嗯，不錯的決定呢，選內科的話實在太辛苦，而且還要常常看到很多血，果然是乾淨俐落的外科看來更好呢。」

「內科也相當辛苦啊，可是見血的話，機會比起外科要來得少吧？外科才是一天到晚拿著手術刀動手術的啊。」

「嗯？是你搞錯了啊？內科不是專門在看人的內臟或是身體裡面的所有器官嗎？外科的話只看身

體外面才對啊。」

當時我對醫學實在太不感興趣，所以覺得自己似乎講錯了什麼，可是有聽前輩說過一些相關的事，所以我開口爭辯。

「應該不是這樣才對喔，上次跟前輩在喝酒的時候，前輩是外科專科啊，他一直講手術的事情講個不停啊。」

「哎呦，你仔細想想喔，那麼科別名稱為什麼叫『內科』跟『外科』，內科就是指人體的裡面啊，外科就是在指人體外面嘛。要進入人體看裡面的狀況，不就應該用刀切開來看看裡面的內臟器官嗎？所以這樣的話，不就得要一直不停動手術嗎？相反的，外科是只看人體外面就好，在診療室裡看不就得了，診療只看外表的話，哪會有見血的事情啊？所以我說外科才是乾淨俐落的專科啊！」

「喔……是這樣嗎？那這樣的話，身為男生，我專科就得選內科了。果然堂堂男子漢，還是要選內科啊。」

雙方意見似乎一致了，接著我們就跳到下個話題。好長一段時間我真的以為是這樣，印象深刻，結果在聚會場合被前輩狠狠地嘲笑了一番，感覺很無辜。

後來成為實習醫生以後，又和同一個朋友見面。即使成了實習醫生我們還是不改閒聊的習慣，這次她突然又開啟了一個話題。

「欸，在醫院裡工作的醫生們真的都很累啊？」

「嗯，實際在醫院裡掛上醫生名號工作，真的很累啊。」

「醫生們真的好像都是萬能的喔，不是都要手臂很有力量或是整體肌力很強嗎？你們到底怎麼辦到的啊？」

「嗯？雖然工作很累沒錯，也有很多事情得使用肌力，但並不需要比別人力氣大啊？」

「沒錯啊，真的很了不起耶，我在電視上看到，醫生坐在躺著的人身上，用力往患者胸口一直猛按，而且還拿個什麼工具，用力敲打患者，到底有多用力，打到患者都彈跳了呢，這要多大的力氣才辦得到啊？為了拯救快死的生命，把整條手臂力量全都用盡使力捶打。真心覺得醫生真了不起啊，這麼忙的情況下還得運動鍛鍊身體。」

「那……那個是電擊啦，強力電壓的關係，所以人才會整個彈跳起來。」

「欸？什麼?!你說是電擊？天啊，我還以為那只是單純的一團鐵而已耶，我以為那機器是被研究出來如何以最大效率讓人的力量達到最大化，用來施壓於患者，握把的地方可以讓人輕鬆抓住，然後施予壓力就可以把力量重擊患者『砰』的一下，然後這樣的衝擊力量就會讓患者跳起來，原來不是這樣啊，我還以為有那種裝備呢。所以醫生們也不會去做舉重之類的重量訓練囉？」

「嗯，就連健身房也沒去。」

她可能以為穿著醫師袍的醫生就像少林寺的修行武僧，想像著他們來到道館還是訓練場，然後排排站好，兩手各自拿著心臟去顫器，配合著「呀」地喊叫，接著拿去顫器用力敲打。

當我想到非醫療界、外界的工作人員如何看待醫生工作，最先想起的，不是在醫院裡搞不清楚狀況的家屬或是患者，而是和她曾經有過的這些對話。因為這是個相當有趣的奇想，她跟其他人比起來絕對沒有比較笨或是無知，對她來說，那不過就是別人的事情罷了，只不過是一位想像力有些豐富的朋友。仔細想想，也許我對其他人的工作或是事情，也可能非常無知愚昧，如同我對她主修的美術鑑賞的眼光與理解，就差不多是這樣的程度啊，不只是美術，對於我沒經歷體驗過的許多事情，我都非常無知且荒謬。

也因為如此，對於這世界上許許多多我還尚未經歷體驗過的事情，我都抱持著無限的尊重與謙遜。

제 26 장

奇妙的診療室

在論山的訓練所有一個中隊，只要完成四週訓練，就能成為公共保健醫生的專科醫生，而我也在這人群之中度過了四週訓練所的生活。國防部為了便利，會將部隊裡的專科醫生全都集中到一個地方，而且這些人大多在那一年成為專科醫生。這些來自全國各地數百名的各科醫生們所組成的陣仗，在醫療界裡簡直就是強而有力又耀眼光芒啊。如果將這些人力完整地回饋社會，就算分配到包含首爾的五個廣域區都還會有剩，分配幾名醫生到全韓國十大都市的綜合醫院也夠分。

這個團隊氣勢強大到感覺好像所有的疑難雜症不治之症都可以醫好，但很可惜的是，如果進到訓練所，就只不過是三十歲初頭、有著超短小平頭烏合之眾的訓練兵團罷了。一間房裡有幾十位專科醫生，總共有幾十個兵營，光聽到這陣仗病魔都要嚇得喘不過氣來，速速閃避，但這裡卻反而成了體力虛弱、高齡入伍的男性們各種疾病的競技場。進入訓練所才幾天，滿滿只有醫生的兵營，就像是搬來了一層寬闊的病房一樣，各種咳嗽的聲音此起彼落，讓人忍不住聯想到肺癆鬼那粗里粗氣吐痰的聲音迴盪在走廊上。

我們從已經退伍的朋友那得到「智慧經驗」，偷偷藏了各式各樣形形色色含有抗生素來自行服用，但是對於惡劣的衛生狀態和燎原之火的病魔，這些藥的效力仍然不足以克服一切啊。結果我們幾乎沒有人例外，生著大大小小的病，全部的人都病倒了。

如此一來，就必須要有人來治療我們這群可憐兮兮的訓練兵囉，國防部為了治療這些專科醫生，專門配置了一位醫生，那就是中尉軍醫官。中尉軍醫並不是專科醫生，只是剛結束醫科實習來到軍隊，他也是個可憐的人啊，要負責治療比自己多接受四年訓練的專科醫生們，這種苦差事，真不敢想像他的處境有多麼可憐啊？如果要簡單形容這個場面，想像一下在蘋果專賣店裡有個工讀生正努力賣著iPhone，結果突然之間幾十位「賈伯斯」走進店裡說要買iPhone，然後每個人都對著這個工讀生問關於功能方面的問題，你能想像那有多淒慘嗎？（雖然這比喻的確是有些浮誇沒錯。）

他的診療時間從每日結束訓練後開始，利用那多餘的一、兩個小時，在短短的時間裡，他必須要非常有效率地幫數百名患者進行專業的診療，並使這些醫療熟手對他的服務沒有不滿，順利進行。

我在裡面算比較健康的訓練兵，正因訓練所的不當而忙著，為此感到苦惱，對於這奇妙的診療服務系統並沒有多餘的心力去思考，也對訓練所前半段生活裡的診療室發生的事情全然不知，但是在訓練所生活的最後階段時，我也狠狠地生了一場大病，為了接受治療來到了奇妙的診療室。

一進到像講堂一樣大的等候室，裡面已經有了很多年紀看來比較大、頭髮剃得短短的人坐在裡面等了，他們彼此互相一問一答，又寫下了什麼，然後一個義務役的阿兵哥轉交給我一件東西後，就立刻解開我的疑問了，那東西就是我的病歷表，後面甚至貼著可以使用的藥及藥典，那位義務役這樣說：「就跟之前一樣，彼此幫對方問診，然後寫在病歷表上進來就可以了。」

原來如此。這中尉軍醫將神聖的診療的工作，完完整整地全都推到患者身上了。這個地方彷彿患者的烏托邦自治區一樣，彼此幫對方看診，或者直接幫自己看診，我們也可以使用簡單的診療器具，只要在醫務室範圍之內，就算是處方通通都可以使用。因為我是急診醫學專科醫的關係，更加忙碌了，我幫我們分隊的復健科醫生診斷他有支氣管炎，並在他的病歷表上記錄流暢的醫學用語，又幫整形外科的專科醫生在他病歷表上寫下感冒，然後關於我病狀的陳述和我吃的藥，在我自己的病歷表上寫得滿滿的。完成了自我診療的患者們，各自拿著自己的病歷表排隊排得長長的，等著見這位唯一的官方醫生。

這位醫生扮演著既是旁觀者也是監督者的角色，拿著患者寫好的病歷表，上下掃視患者的臉後，把患者病歷表上的紀錄抄寫到自己的手邊的病歷表，華麗地簽下自己的名字。患者手上拿的病歷表上面印有「軍醫院診療紀錄」，因為他只是另外抄寫上面的訊息，所以我們只要拿著原本的病歷表去軍醫院看病也是可以的。仔細想想看，以這樣的人力與知識沒有被嘲笑，全部的人也沒什麼不滿，又可以減少診療時間，也不會使中尉軍醫羞於開口，真是非常優秀的絕佳妙計啊。

雖然如此，他也不全然只是一個單純的監視者而已，有位患者誠懇地詢問關於自己手上皮膚病的狀況，他楞楞地看了看病狀，大聲喊叫：

「這裡有沒有皮膚科醫生？」

當他這樣一大叫，原本有個可能肚子痛、抱著肚子排在隊伍後方、理著小平頭的患者站了出來，搖身一變成了醫生，他看了看症狀並且詢問了幾個問題之後，順暢流利地對患者說明解釋，患者點點頭，之後中尉軍醫又附加了一句：「聽到了吧？」說明完畢的皮膚科醫生又重新抱著疼痛的肚子回到原本的隊伍，再度成為一名患者。中尉軍醫同時也扮演著一位相當有名望的中介者角色呢。

在這只有一群醫生擠在一團的奇妙診療室裡，醫生與患者彼此之間的界線並不如此分明，既是醫生也是患者，就好像醫學界的派對一樣，唯一代表官方的正式軍醫彷彿派對主人般，每晚默默地主導一場又一場的醫學宴會。國防部在自己也不知道的情況下，將全國的專科醫生通通聚集在同個地方，提供了不衛生又充滿病菌的環境，創造出如此有趣的烏托邦式診療室啊。

제 27 장

軍隊的神奇教育

相信大家已經很清楚我在論山訓練所完成了四週的訓練。進入訓練所之前，我和一般人以為的一樣，在昏暗的早晨起床後，換上慢跑服去跑步，然後晚上點完名之後就枕，每天過著重複又一成不變的生活，就這樣結束了軍隊生活。但是國防部花幾十年的時間徵召了全國的老百姓，卻只花了四週，在傳統的論山訓練所培養出優秀的訓練兵，也真是不簡單啊。一進入訓練所，我們馬上就了解這個訓練所有自己的運作機制。就像是大學修學分的制度一樣，幾千個訓練兵在一個訓練所裡面，必修科目一項不缺、全部修完拿到學分後，才能脫胎換骨成為一位勇猛的訓練兵。跟著既定的日程表按表操課，有時也得聽部隊裡尊貴的名人們高談闊論，發表如何成為一個不屈不饒高風亮節的戰士，一邊實際學習戰鬥的方法，一邊也在修身養性。

除此之外，不太會有什麼特別的事情，所以我們已經熟記貼在訓練兵宿舍入口的日程表，每天數著修業完畢的科目和剩下的科目，一邊期待、一邊倒數著可以重返自由社會的日子。在這之中還有幾項要鍛鍊身心的科目還沒修，像是游擊、單兵戰鬥、打靶射擊等，光是聽名稱就可以嗅到濃濃步兵味了。其中，特別吸引我們目光的科目就是急救法了，這一聽就知道一定是用那正義之手拯救我們負傷的同袍，維持國軍的戰鬥力，進而策劃增進國民健康的崇高科目。

這一次如大家所知，我們中隊有超過兩百名的專科醫生，這群醫生從二十歲開始花了六年的時間苦讀醫學，為了成為醫生又在大學附設醫院裡工作了五年，直到了三十歲出頭才來到訓練所，是一群花了超過十年歲月將自己全然奉獻給醫學的人。對我們來說，急救法在現實生活中已在即將走向死亡患者身上施用數百遍，是我們的本業，也是我們賺錢的手段。因為全國訓練兵要修的教育課程都相同，所以這個科目也有存在的必要，但是我們還是對這項教育半信半疑，即便在軍隊，究竟會用什麼方式來教我們這群人急救法呢？從一開始稱其為所謂的「教育」是否又能夠成立呢？這就像在全國法官齊聚的地方，找一位陪審員來教法官們法學概論，又或在全國職業電競玩家研討會，找來一位網路使用者來教玩家如何在遊戲中使用滑鼠讓動作更快，或在全國軍隊幹部會議，找一位醫生教這群軍人單兵戰鬥一樣，難道不會覺得很糗嗎？

但是在進入訓練所之前，讓人聽到耳朵長繭的就是「在軍隊裡什麼事都是有可能的」這句至理名言。奇妙的是，不知道是不是因為和訓練所強制氛圍疊合的關係，急救法教育課的時間越是接近，我們漸漸地越是充滿期待。究竟急救法教育課程的三小時內，會用什麼樣的方式進行呢？究竟我們在三小時的時光中，會怠惰了訓練兵所應盡的本分？還是會由一位嚴謹的師父帶領著我們、將我們訓練成具備急救素養的勇猛戰士呢？不管結論是什麼，光是想像都覺得這必定會是一段非常有意思的時光。我們抱著這樣的心情，專心投入訓練所的身心訓練，隨著無聊的時光慢慢流逝，終於，急救法教育課程的時間近在眼前了。

苦苦期待的終於等到了，把幾百名專科醫生已經看膩的人體模型作為教具陳列在正中央，興味盎然的氣氛在整個中隊滿溢而出。年紀看來比幾百名訓練兵平均年齡還要稍輕的中隊長，帶著泰然自若的表情走了出來，站在講臺的前面。

示範的助教就站在中隊長的正後方準備著，中隊長一結束開場的介紹，那位在大學上了一年韓國語系就休學當兵，被分配到論山訓練所的二十一歲「老鳥」助教，站在一群專科醫生面前，緊張地吞了一大口口水。在他身上很難找到「嚴肅謹慎師父」的威嚴，只能清清楚楚看到他臉上表露出該怎麼度過這個危機的苦惱模樣，一付「天啊，我的人生裡竟然要做這樣的講座，應該要拍張照紀念一下才行啊」那般驚慌失錯的表情，他艱難地張開雙唇發出了顫抖的聲音說道：

「各位訓練兵，如果旁邊有一位訓練兵昏倒的話，該怎麼處置呢？」

「助教，首先要先環顧觀察四周，看看我們有沒有經過，不是應該趕快來找我們才對嗎？」

其中一個訓練兵這樣回答後，大家馬上就噗嗤笑了出來。

「訓……訓練兵，不要亂開玩笑。」

就這樣大夥漫不經心地開始了教育訓練課程，急救法「老鳥」助教用著顫抖的嗓音，一項一項開始照著手冊說明心肺復甦術的正當性，及其崇高的價值，和施行的具體方法。有些人邊聽邊點點頭，但大部分的人都是無精打采地托著下巴，聽著他使出渾身解數、賣力講著教育課程，接著助教用人體模型實際演練心肺復甦術給大家看，只見他手臂微微顫抖著，好像隨時都要抱緊人體模型滾過去的感覺。

助教岌岌可危的示範就在不知不覺中結束了，他帶著像剛剛拯救了整個國家的表情回到了原本的位置立正站好，中隊長再度回到講臺站在訓練兵們的前面：

「各位訓練兵，示範都有看清楚吧？」

「是，看清楚了。」

「好，那麼各位訓練兵……」

中隊長依然帶著泰然自若的表情，就像平常發表演說時一樣，尾音總是含糊不清，但是接下來他所說的話真是令人大吃一驚：

「這就是我們論山訓練所急救法教育訓練課程的現況，既然如此，現在輪到各位專業人士啦，之後的時間就參考剛剛觀看的教育訓練，希望各位能針對剛才示範的心肺復甦術指導事項和優缺點，對急救法提出專業的意見，讓這段時間可以成為我們、或是你們彼此之間富有意義的時光。完畢。」

果然如此，身為教育機關長官的中隊長，打從一開始就沒打算要將所有訓練兵培養成具備急救素養的勇猛戰士，他發揮了他賢明的才智，讓這段教育訓練的時間以更有效率的方法進行。中隊長自己身先士卒地進到了隊伍裡，等待著專科醫生們的提出急救法的見解，許多助教們也露出安心的表情，各自回到隊伍之中。

師父與徒弟的角色對調，情況整個逆轉了。離開了一輩子熟悉的本業，不但被賦予了一連串的號碼，還開始了無法好好照顧自己身體的訓練兵生活，這些艱辛硬撐著的幾百名專科醫生席間，突然蔓延開了一股興奮之情。

對於急救法相當精通的各個分隊，都舉起手走到前面，站在人體模型前面，開始說明急救法的演變史，以及軍隊在特殊情況之下該如何活用急救法，甚至述說他們進入練習所之前，曾看過美、英、法國已發表的最新急救法的相關知識，並展開熱烈的討論。急診醫學科、內科、胸腔外科等急救法相關的專科醫生們，以及具備基本急救素養的所有科別醫生們，開始共同討論急救法失敗和成功案例，每個人都你一言我一語地加入討論，彷彿各分隊的教育訓練場變成了急救法界的偉大聖地一般。聽著這些討論，好像他們能讓戰場上的傷兵全都立刻站了起來一樣。

到之前為止都還是熟練的急救法老鳥助教的教官們，進到各分隊以後，就一臉懵懂發楞看著他們熱烈討論，就算他們沒辦法完全聽懂，至少這些討論會刻畫在他們的腦子裡。這樣看來，中隊長稍微有展現他的機智，讓原本可能白白浪費大家三小時的時間，跨出偉大神聖的腳步，也為論山陸軍訓練所急救法寫下偉大壯麗嶄新的一頁。

제 28 장

一百位偉人

N是一位充滿熱忱的實習醫生，不僅如此，還在實習初期，所以更像在軍隊一樣軍紀嚴謹，所有事情都相當小心謹慎。即使在實習生之間有著「全亞洲第一累」傳言的泌尿科也是如此。除了一週裡星期六下午到星期天早上休息以外，其他的時間都像做牛做馬非常認真工作，對於他的印象真的就只有對每一件事都相當確實嚴格地去執行而已呢。現在為期四週的泌尿科實習生活已經進入尾聲，也結束了盛大的送別會，那當然是一個醉意醺醺的場合囉。

今天在泌尿科的工作結束了，休息結束後要到其他科去報到。想到現在就要離開這個地方，宿醉似乎稍微好點了，將這段日子以來曾經做過的工作在腦海裡整理了一下，所有移交的工作也都交代清楚了，現在是星期六下午兩點，到明天早上十點以前，足足有二十個小時的休息時間。就在N帶著期待又悸動的心情，準備迎接相隔一週的下班時刻之際，突然接到一通第二年住院醫生前輩打來的電話。

「N醫生，最後有一件事情要做，來我房間一下。」

N實在無法掩飾臉上失望的表情，現在已經到了最後要離開的那一刻，竟然蹦出最後一件事情，但是他可是最有熱忱的實習醫生啊，心想在這裡的最後一件工作應該不會是什麼大事才對，所以停下手邊的事情，帶著急切的心情走向了第二年住院醫生前輩的房間。

「N醫生，最後幫一下這件事吧，這是這次和K教授一起寫的論文，為了寫這篇論文必須要收集很多數據資料，認真做的話，應該很快就可以做完啦。這個做完了，你就可以下班去享受休閒時光了。來，這個噢，我跟你說這樣怎麼做……」

簡而言之就是這麼一回事，在泌尿科的門診中，找到服用男性賀爾蒙的一百名患者資料，只要打電話給這些病患，簡單地做一下調查，看看他們在服用賀爾蒙後，生活品質是否有改善，特別是性生活方面，另外也要調查腰圍等身材指標，記錄下服用賀爾蒙處方的患者體重是否有下降，是否變得更加健康。N覺得這位第二年住院醫師前輩實在很冷酷無情，看著空蕩蕩的Excel表單只填著一百名患者的姓名及聯絡電話，要叫他一個一個打電話，將空白欄位全都填滿，但是N是位相當有熱忱的實習醫生，馬上就改變自己的心態，反正已經接收到指示，而且覺得自己似乎也能為「服用男性賀爾蒙對於人類的影響」相關論文在幕後貢獻一己之力，所以N就走出房間開始做起前輩交代的任務。N拿起醫院的電話先從一號患者開始打起。

「喂，您好？」

「您好，這裡是〇〇大學醫院泌尿科，請問您是〇〇〇患者本人嗎？」

「是的。」

「好的，請問您在某月某日拿到了男性賀爾蒙的追加處方並且服用，對嗎？這邊有幾個問題想要請教您，請問在服用賀爾蒙藥劑之後有改善您的性生活嗎？如果以前的性生活是五分的話，現在性生活大概會是幾分呢？」

「幹！讓我找到你這混蛋了，你就是那個煽動我吃那個藥的王八蛋是吧？」

「喔，不是我開的，處方是我們教授……」

「原來是混蛋的小跟班啊，媽的屌根本就站不起來，根本他媽的沒效果啊，幹！又靠杯貴得要死，那個混蛋把藥講得那麼好，我還相信他吃了那個藥。之後就不要讓我碰到這個王八蛋……」

「好的，那麼您的意思是給零分囉？」

「你這混蛋，我的屌連勃起都沒辦法了，還一直把幾分掛在嘴邊，就不要讓我在路上遇到那個王八蛋，讓我堵到他的話，一定要把他的嘴皮子……」

N嚇得心臟怦怦跳，趕緊把電話給掛掉，他的意思是零分對吧，如果他想要說零分，這人真是口無遮攔啊。N在一號患者性生活和其他生活等欄位標示了最低分，然後再度深吸了一大口氣，因為還剩下九十九名患者啊。N照著順序打給了第二位患者。

「喂，您好？」

「（電話背景聲是一群吵雜喧鬧的中年男女鬧哄哄的聲音，接電話的聲音聽起來已經有些醉意）喂，哪邊找？」

一聽到這樣的聲音，N已經有不祥的預感，甚至覺得後腦勺已經隱隱抽痛著。

「您好，這裡是○○大學醫院泌尿科，請問您是○○○患者本人嗎？」

「喔，對，就是我。」

「請問您在某月某日拿到了男性賀爾蒙的追加處方並且服用，對嗎？」

「啊啊啊，那個藥啊，醫生叫我吃吃看，我就吃啦。」

「那麼，跟您請教一下，在服用賀爾蒙藥劑之前以及之後，您的性生活是否有改善，請問如果以前的性生活是五分的話，那現在的性生活您大概會打幾分呢？」

「（聽得出來有把電話拿遠，但還是聽得到的程度）欸！你們看看，○○大學醫院大白天的就打電話來問我那根會不會翹起來耶，欸！你這傢伙！你要知道，我不管吃了那個藥，還是沒吃那個藥，我那裡都是虎虎生風翹得高高的人啊！（周圍一群中年男女哈哈大笑的聲音。）今天我那根到底是翹得起來，還是翹不起來，是不是要直接拿出來露給大家看看啊？小傢伙？」

「喔，如果這樣的話，您的意思是說性生活也是差不多對吧？如果以前是五分的話，現在也是五分左右嗎？」

「我那根可是一百萬分啊，你這個小混蛋！什麼才五分亂講一通耶（周圍的人哄堂大笑，聲音越來越高昂，就好像在開派對一樣）。」

「那麼想請問一下，比較吃藥前的腰圍，能麻煩您告訴我吃了處方藥後您的腰圍是否有變化呢？」

「喔？你們看看這傢伙？大白天的突然打電話來，一下問我那根會不會翹起來，現在竟然又問我的腰圍？等一下是不是要連我那根的粗細都要問啊？要不然我現在先來量量我那跟到底有多粗好了，等我一下啊（接著一陣沙沙作響的聲音，伴隨著周邊騷動瘋狂的聲音與氣氛）。」

N又嚇得趕緊將電話掛掉，結果也沒聽到他的腰圍到底是多少，當然也沒聽到生殖器那個多餘不必要的粗細囉。N看看時鐘，時間下午三點三十分，N的下班休息時間現在剩下十八小時又三十分鐘，但那張Excel表卻仍然空白一片，現在還有九十八位。N實在太想哭了，對於N來說，要幫助醫學發展，果然還是一件遙不可及的事情啊。

제 29 장

不能說出口的地方

某一個寒冷的冬天深夜裡，比起平常，我那天的工作狀況還算平靜，但是突然之間，急診室的門打開了，一位看起來一臉稚氣的男學生走了進來，剪得乾淨俐落的頭髮，配著素淨的衣著，長相平凡的高中生。

我在急診室值班的時候，不知不覺養成一個習慣，總是會很快地看一下患者，猜猜他們為了什麼原因才來急診室，看他們的性別、年齡，還有臉色及表情，在心裡猜測他們是哪邊不舒服，或是哪裡覺得疼痛，才會來急診室。幾年這樣觀察猜測下來，大都猜得八九不離十，這也成為我在急診室工作的一個小小樂趣。這一次我也啟動我的小雷達看著這位高中生，「嗯，如果是男學生的話，通常都是因為受傷或是肚子痛才會來……」但是剛才走進急診室的學生並沒有看到他有哪裡受傷，也沒看到哪裡流血，看起來也沒有不舒服的樣子，四肢看起來完好健全，踩著穩健的步伐走了進來，「三更半夜的，到底為什麼來急診室呢？這次真的猜不出來這個人來這裡的原因耶。」

我獨自胡亂猜想著他來的原因，一面開口向患者問了第一個問題：

「哪裡不舒服嗎？」

男學生顯得有些猶豫，還是開口回答。

「那個，刮鬍膏瓶塞進那個『不能說出口』的部位，不是一部分，是全部都進去了。」

「在這裡，就算是不能說的部位也可以說出來，能請你具體說明是哪裡嗎？」

「嗯……是肛門。」

「怎麼會塞進去呢？」

這樣的答話內容根本連我都無法預測啊，男學生實在無法坐在患者椅子上，只好突兀地站在診療室的中央，他是這樣回答的。

「就……就是，那個……在洗澡的時候，因為地板很滑所以跌倒……突然環顧了四周，原本放在地上的刮鬍膏瓶子整個不見了。就好像變魔術一樣，咻的一聲，完全不著痕跡消失不見了。」

呃，從物理角度來看，這根本就是不可能的事情，雖然覺得這應該是謊話卻也不露聲色，讓自己咬緊牙根面不改色地說：

「那先讓我確認一下患部吧，不用坐下你就趴在這裡，如果坐下的話反而覺得不舒服。」

為了要忍住笑意，我用力地咬緊牙齒，導致我講話時發音聽起來有些可笑。那位高中生脫下褲子，以雙膝跪趴著露出那個「不能說出口」的部位，那入口撐開一看，嗯，的確整瓶都塞進去了，在非常狹窄的縫隙中的確看到一個底部半球形銀色的物體，比我們看到的患部還要大上好幾倍的瓶身，就像深海裡的冰山一角，這也表示著在這後面，藏有一個我們難以想像的廣闊世界，雖然試著撐開狹窄的縫隙，但是也只能更看得清楚被翻倒過來的半球形銀色底部的直徑罷了。而且加上它的底部凹面，外圍是一圈圓圓凸出的模樣，看來不好取出。我曾試著直接取出，但是它就像被困在一個密密麻麻的窗櫺內，像一位不可能越獄成功的罪犯一樣，我試著用指尖把肛門再撐開一些，卻感覺到越是嘗試，患者的括約肌越是緊縮，而且覺得他相當不舒服，所以只好放棄這個方法，並且腦子裡思考著：

「這位患者一定也自己試過這樣的過程吧，不，一定試過好幾遍，他肯定是這樣想著『絕對不能去醫院，實在太丟臉了……』，死命地撐開肛門想要拿出來吧，但是馬上就發現自己的處境就像根本無法逃獄的罪犯一樣，而且他來醫院的路上，一定絞盡腦汁發揮自己生平最大的創意，捏造了事件發生的經過。想必他一定覺得前方就像深夜的天空一樣，一片漆黑沒有一點光亮吧。不過話又說回來了，這個孩子掰出的原因也真是太有創意了吧。」

X光片中出現了一只形狀完整、沒有任何一點凹損、長度約十多公分的刮鬍膏瓶，上半部是噴口，下半部為半球狀，長長的瓶身在醫療用X光畫面上顯得鮮明清楚。那模樣如此地完整無缺，就好像誰拿著這個瓶子朝著X光線那面擺好並完整拍攝一樣，只是拿著這個瓶子的，是患者的直腸罷了。

回到了護理站之後，護士們沒辦法掩飾好奇心，全都在看那名高中生患者的病例，而且還展開了熱烈的討論，大多在爭論他說的話是真還是假，實際情況應該是怎麼發生的才對。大致可以分成兩派，一派是蹲坐下來後覺得好玩（？）所以試試看，另一派覺得是站著弄出來的。蹲坐下來的那一派比較占優勢，反對派則是尖銳地回嘴說你們怎麼又會那麼清楚，牙尖利嘴地反問回去。除此之外，同時也有不同這兩大派，天真無邪地覺得真有可能就這樣塞進去的，也有少數人說是因為要拿刮鬍膏把下面刮乾淨這類想搞笑的人。在這夜半時分，又特別難得清閒的她們討論得越來越熱烈，已經脫離了討論真偽，大家你一言我一句地，漫無止境地展開熱烈的討論。

我呼喚患者，對他說明關於住院及手術等事項：

「來，這個東西如果一直在這個位置的話，『不能說出口的地方』當然就不能執行它的功能啦。這個瓶子直直地堵在這邊，也不可能自己排出來，這樣的話，大便就只能一直堆積，光想就很可怕對吧？所以天一亮就手術將這個東西取出，手術非常簡單，到了手術房以後全身麻醉，我們會幫你擺好方便取出的姿勢，固定這個姿勢後，從血管注射大量的肌肉鬆弛劑，如此一來這個『不能說出口的地方』和它附近的肌肉就會鬆弛，就可以將肛門充分地撐開，把瓶子取出來。必須比起塞進去時還要撐得更開，才能把那麼粗的東西拿出來，這要用另外的工具，要這樣放，只要把螺絲鎖緊的話，就能這樣把肛門撐開了。」

我用手大概比一下器具的用法，患者馬上顯露出害怕的表情，臉都皺成一團了，我繼續說道：

「手術過後的幾天只能一直躺著床上，肛門被撐到這種程度，一般的人連動都沒辦法動呢，想想也是這樣吧？大概一個禮拜左右什麼都不能做只能趴在床上，必須一直打止痛針，就連吃飯也要躺在床上才行。」

他聽到這段話以後，大概以後就算聽到因為癌症手術說要把他的肚子剖開、割他的內臟，又或是四肢骨折受傷要一次全都裝接回去，也不會擠出這種表情了吧。他的表情就像遭逢大變，人生所有憂患一次同時降臨，他側躺在床上楞楞地看著牆壁，了解事情的嚴重性後，就變得像被醃過的白菜一樣垂頭喪氣懊惱沮喪。

「是的，我知道了。」

他躺在特別為了等待住院而準備的病床上過夜休息，等待第二天那即將發生、就算聽到了也無法想像、無法相信的事情到來。

深夜過去了，太陽緩緩升起，大清早患者的母親聽到壞消息趕緊跑來醫院，因為負責聯絡的院務科職員在電話裡根本沒辦法清楚傳達患者的病況，似乎只說患者發生了非常、非常危急的事情，現在已經住院了，天一亮就要動緊急手術，請家長盡快前往醫院。只見患者的媽媽一趕到醫院就是一臉緊張不安，急著要找主治醫生，一看到我馬上就抓著我小心翼翼地問：

「我兒子……到底是發生了什麼事情呢？真的嚴重到需要開緊急手術嗎？」

我沒辦法在那裡直接跟她說明清楚，所以請她先進到沒有人的診療室，冷靜且有條不紊地仔細向她說明：

「有異物塞進了肛門裡面。」

「什麼？」

「這裡，你可以看到X光片吧，這不是重疊物品照出來的影像，而是有東西進去他的腹部。」

「這東西到底是怎麼塞進去的啊？」

「患者是說他在洗澡的時候跌倒，所以才塞進去的。」

「不是得了什麼病，只是因為這個問題嗎？」

「對，只是這樣而已。」

「這……這……這混球……」

「這必須立刻住院動緊急手術才行，要住院一個禮拜左右。」

患者的母親一臉想說什麼又說不出口，欲言又止的神情，想了好一段時間，低下頭說道：

「我們孩子今年高三，大學聯考就只剩下十七天而已。」

患者面著牆壁的表情，以及患者母親沉痛的模樣，那情緒瞬間完整地傳遞到我身上來，就像電影結尾最後大逆轉，那個說明細節的畫面快速閃過，他們的反應在我腦海迅速掃了一遍，患者母親的一句話就點亮了整個狀況，人生只有一次的大學聯考迫在眉梢，到底兒子發生了什麼事呢？

就跟平時一樣，將昨晚來院的患者與現在在院的患者做簡短的報告後，就去早晨巡診。平時總是態度嚴謹的急診科主任，一臉嚴肅地將閃亮亮的聽診器掛在脖子上依序巡視問診。我們醫療團隊也只是默默地做著每天早上的例行公事，隨著主任一起巡診。但是，就在那個角落的病床簾子後方傳來了母子兩人漫長的對話，喔，與其說是對話，倒不如說是漫長爭吵吧。雖然沒辦法把他們的對話完整呈現出來，但是大致是這樣的：

「唉呦，你這傢伙！離大學聯考就只剩十七天了，這段時間不就沒辦法念書嗎？你這個腦子裝漿糊的混球，你看看你到底闖了什麼禍，你到底還要不要上大學啊？」

「媽，很丟臉，別再罵了。」

「怎樣？如果是得了什麼癌症、還是肺病，就算不是，只是發高燒或是感冒，我一句話也不會講。你也不是身體哪裡不舒服……」

「媽，很丟臉耶，別人會聽見，你不要再講了。」
「如果你是手還是腳斷了，還是得了什麼病……」
「媽，不要再念了，被人家聽見怎麼辦？」
「怕人家聽見那為什麼這東西會在那裡啊？那東西該放的位置不是那邊啊，到底為什麼會塞到那裡去……」
「媽我拜託你安靜不要再講了，旁邊的人會聽到，真的很丟臉，求求你了。」

情緒大爆發的媽媽和覺得超丟臉的兒子，兩人之間的爭執被知道情況的我們聽見，我們真得快崩潰了，但母子兩人的對話仍然持續進行著，大家躲在主任的身後，低下頭來用力咬緊牙齒想要忍住笑意，如果這時候有一個人忍不住噗嗤笑了出來，就會害得我們全部棄守地笑翻吧，但這可是嚴肅的巡診時間，我們必須維護醫療團隊的體統與專業，所以死也要忍住。由於我是主治醫生，沒辦法和其他人一樣躲在主任的背後，必須站在主任的身旁，我忍住笑意忍到臉部肌肉都要抽筋麻痺，神智都有些恍惚了呢，但主任卻絲毫不在意地對毫不知情的腹痛患者進行診療，並且對家屬說明病情。我心想，果然主任不是隨便人可以當的呢，看著他，對他的尊敬之心油然而生。剛好急診室窗外灑進了一束晨陽，照耀在聽著患者說話的主任臉龐上，那一瞬間，我看到了，在嚴肅主任金光閃閃的金框眼鏡後面抽動的眼角與皺紋，還有那一抹眼淚，主任也緊咬著牙齒兩側下顎，兩頰肌肉不自然地些微鼓起。啊，不管何時總是穩如泰山的主任，現在也是抱著必死的決心在努力憋笑啊。也是啊，關於這個「不能說出口地方」的話題，還有從一早就起口角的母子爭論，引領我們全部的人至涅槃的境界啊。

제 30 장

選擇性聽覺障礙

在人多聚集的地方，一定會有比較顯眼的人；若在人聲鼎沸喧譁吵雜夜店，能抓住眾人視線的，想必是舞姿過人的人吧；如果在傳統市場的話，要讓人忍不住不得不回頭看一眼的，肯定是用獨特聲音大聲叫賣漁貨的大叔吧。在急診室也是如此，也有彷彿他就是急診室主角般吸引眾人目光的人囉。就像在人群中跳著華麗酷炫舞姿，或在眾多商人的市場裡高聲呼喊的聲音一樣，如果主角在急診室更加猖獗叫囂的話，就能華麗地奪取人的靈魂，如同身處吵鬧喧譁的菜市場了。現在就來說說那晚，至今仍讓我腦海無法忘懷的女主角故事吧。

六十多歲的她在半夜一點多被一一九救護車送進急診室，當然打從在急診室門外就開始聽到她被送來的聲音囉。啊，就算推車滾動的聲音都不會這麼大啊，取而代之是她像用了大聲公般的嗓音不停地慘叫著，開口的第一句就讓人嘆為觀止：

「呃啊啊啊，頭好暈啊啊啊。」

這個慘叫聲隨著擔架推車越是接近，就越來越大聲，當推車一推進急診室的大門，所有人都無法不轉頭去看吼叫的來源，這名女姓病患的頭被包紮起來，她在那狹窄的擔架上滾來滾去。

「頭好暈啊，好暈啊，啊啊啊啊。」

伴隨在側的丈夫默默無語，只是面無表情地看著罷了。

雖然只是醫生間的閒聊，但是被載來喊著頭暈的人，通常都有著滑稽可笑的一面。通常患者腳受傷的話，會緊抓著腿；肚子痛的話，通常會抱著肚子；脖子扭傷的話，則會扶著脖子進來。但是覺得頭暈，也不是頭痛，到底應該抱著那裡進來呢？而且，如果你有頭暈的經驗，也知道那相當惱人且令人感到不舒服，不是嗎？所以在沒辦法之下，只好把外表好好、沒有任何外傷的頭給包紮起來，讓患者在床上滾來滾去喊著頭暈的姿態來到醫院。雖然很能理解患者的苦痛，但是外表還是有點滑稽，就這樣，她從急診室入口開始，在擔架上一面滾動、一面放聲慘叫，如此入場，果然相當華麗。

因為頭暈，患者有腦腫瘤的可能性，所以要趕快檢查才行，但其實是因為那震耳欲聾的聲音，沒辦法不趕快不幫她檢查，所有急診室的人都在等著看她何時可以趕快接受治療，讓她趕快安靜下來。所以我開口問她。

「請問你哪裡不舒服呢？」

「唉呦喂呀，醫生啊，你怎麼現在才來啊？」

我已經立刻跑來了呢，她開口第一句竟然是「怎麼現在才來」。

「你先聽我說一下，就是啊，我的頭感覺好像變得整片空白斷電……你知道那種躺著的時候覺得陷到地板裡的感覺吧？感覺我的枕頭都要翻過去，就好像有人毫不留情地給你一個過肩摔，像柔道選手把人摔過去以後，整個頭昏眼花，好像整個世界都在旋轉一樣。在那之前我在電視裡看到電影有位穿西裝的男人，整個身子在地上滾過來，又滾過去，還一面開著槍，早知道就不要看那個了。突然又想到那個男人，那畫面整個轉啊轉的，覺得噁心反胃很想吐啊。我中餐吃生魚片，晚餐吃排骨，結果就吐了一堆，大概就吐了這麼多吧。唉呦，現在也好像要吐了一樣。」

「所以是因為頭暈所以來醫院的嗎？」

「不是啊，什麼頭暈，怎麼說了都聽不懂啊？現在我是頭暈到快死了啊……」

「好的，現在幫你檢查一下喔，請家屬先去掛號。」

為了盡快進行診療而打斷她的話，請家屬去掛號，那位看起來像她丈夫的家屬，不知道是不是沒聽到我說話，只是發楞著看著妻子。

「這個人啊，不知道從什麼時候開始耳朵就重聽，聽不太見了，是個聾子啊，聾子。還有就是啊，我吐的時候生魚片和排骨通通混在一起通通吐出來……」

「好的，好，知道了。」

難怪她丈夫對於這樣的騷動可以如此沉著無動於衷，總之實在沒時間聽她把話講完，而且似乎也沒聽完的必要。我立刻檢視她的身體狀態，也幫她做神經方面的檢查，在做檢查時，她似乎又想長篇大論，大概就像下面這樣：

「這樣的話頭會更暈嗎？」

「現在光是想到電影裡面的主角那個金什麼，很帥的那個演員啊，那個演員為了躲避子彈，一下躲在衣櫃後面，一下又躲在椅子後面，那場面唉呦，光想我又好像頭暈……」

「好，好，知道了。」

我帶著提心吊膽的心，一面擔心那張不知道閉上的嘴，一面完成了神經檢查，幸好沒什麼異常。

「看來沒什麼異常的狀況喔。」

「不是啊，我來這家醫院已經好幾次了耶！你仔細看看我的病歷啊，全都有寫啊。」

就算她不說我也正想查看她的病歷資料，我打開了從護理站拿來的病歷表，讓我來瞧瞧，「金〇〇，女性，六十三歲」，一打開她的病歷表，滿滿的門診紀錄歷史痕跡傾洩而出，在充滿醫學用語的病歷上，寫出診斷醫生們滿滿的絕望、悔恨與苦悶，如果用動作來表現的話，大概就像不停地搖頭嘆氣吧。

「看不出造成頭暈的主要原因，雖然清楚解釋，卻沒辦法說服患者，對藥沒有反應，看來是神經性所造成的。」最近十多次來院診療病歷上所記錄的內容大約都是如此。現在可是輪到我充分體會到前人們的感受了。

但是，急診室的醫生必須要慎重再慎重才行，首先，還是得重新進行幾項暈眩的相關檢查，接著馬上就得到無任何異常的報告結果。這樣的話，一般急診室對於主訴頭暈患者的指導方針是「給予鎮定劑，持續觀察直到症狀穩定為止」，因為患者很難抱著一直頭暈的身體回家。就讓她照著醫院的原則，整夜躺在急診室中央，而她的丈夫就坐在身旁，默默不語地持續看著一切。

如同之前所說，身為女主角的她，現在站上了舞臺，那天剛好沒有其他主角，所以就成為她的獨角戲舞臺。她躺在急診室鋪好的蓆子上，開始放聲大叫。每當有醫護人員經過的時候，都會抓住醫護人員，流著淚哭訴。哭訴內容大概可以分成以下幾類，「呃啊啊啊啊啊，我頭好暈啊啊啊」這種不斷發出怪音類，還有「頭暈得要死，怎麼好得起來啊……這根本是不可能的心願啊」這種萬念俱灰類，另外「哎喲，我的腦子一片空白啊，地也不見了，大海也不見了，山也不見了」這類胡言亂語，還有「我明明就說了我已經頭暈一個月了，○○教授只開給我兩週的藥啊，剩下兩週○○教授是要我去死啊」這類憤怒的言論，也有「小時候我們家很窮，別人都可以吃的炸醬麵我一次……」這種像是生平傳記毫無用處的廢話。

我整晚來來去去，有幾次想要試圖和她說話，與其說是我「主動」試著要跟她說話，倒不如說是被逼著「不得不」吧，那是患者們也要稍微休息的深夜時間，如果不聽她說話，她就會不斷大聲叫著從身邊經過的醫護人員。

「唉呦，護理師啊，唉呦，醫生啊，唉呦，拜託幫我看一下吧，看看我吧。」

如果不和她說話，所有醫護人員都會覺得頭昏眼花無法支撐，所以應該可以用「不得不」來表示會更加恰當才對。每次的對話結尾都差不多是這樣的：

「馬上就會沒事的。」

「沒事？哪有什麼沒事?!」

從一開始就一直保持同樣姿勢坐著的丈夫，對於診療狀況完全漠不關心，索性轉頭看著窗外不發一語。也是，如果聽不到的話，什麼情況都不清楚，也只能坐在一旁囉。但是他看起來對世界和治療感到精疲力盡已久，這可能因為現在是半夜的關係。我禁不住有著「這也難怪啊，在她身旁如果想存活下來，耳朵聾了反而比較舒適吧」的想法，雖然這樣的想法很短暫，很快地，又再度被她滔滔不絕的口才吸走我們的靈魂。

「醫生啊，你知道頭暈吧？唉呦我的媽啊，最讓人受不了的就是這頭暈了啊。」託她的福，時間過得很快。

激烈動盪的夜晚過去了，不知道她是否白天午覺睡很飽，整個晚上一刻都沒休息不停地絮絮叨叨講個沒完沒了。不只是醫護人員，就連周邊的患者和家屬都快要頭暈了吧。我發揮這幾年在醫院裡磨練出來的說服力與懷柔的口才技術，取得到她的同意要她先回家去。

「先回家後繼續觀察吧，這不是在急診室能夠解決的問題，如果之後還覺得不舒服的話，請到門診來仔細檢查喔。」

「唉呦啊，醫生啊，好吧，那至少多開給我一點藥吧。」

能聽到這樣的回答我都不知道有多開心呢。她拍拍像是護衛騎士一般守在她身邊的丈夫，比著手勢要他去辦出院手續，她的丈夫這才第一次點點頭，移動身體起身有所動作，就像是一根大木頭站起來的感覺呢。

太陽現在才升起，我像擺脫了一個沉重的負擔，來到了護理站整理早上的患者資料，突然她的丈夫出現在我的眼前。

「請問出院手續該怎麼辦？」

「在這邊辦理，把這張表格填好繳費之後，再去拿藥，就可以出院了。」

「啊，在這邊辦手續，去那邊拿藥就可以了，對吧？」

「是的，喔。」

原來如此，原來她的丈夫聽得到啊，用醫學診斷用語來說是「選擇性聽覺障礙」（selective

hearing impairment）。我在聽到他回答的那瞬間，想起電影《刺激驚爆點》主角凱薩・索澤啪嗒啪嗒起身大步走路，還有像知道《第六感》布魯斯・威利其實從一開始就是鬼魂的人們一樣大受衝擊。這也是解決問題的一種方法啊，若所剩日子不多，身為耳朵正常的人，人生會過得困擾無比，若想解決這個問題，剩餘的人生倒不如就當個聽不見的聾子，至少會過得比較自在。

之前他身為一個聽得見的正常人，到底經歷過多少的事情，讓他多麼委屈與憤怒呢？一輩子待在她的身邊，一輩子當她說話的對象，他的人生到底有多麼精疲力盡呢？到底有多辛苦，身體才會自動出現這樣的演技呢？他的行動看起來極度自然，他所做的決定相當隱祕、消極，甚至具有反抗性。到了早上，他一拿到藥之後，就和妻子步履蹣跚地出院回家了。雖然他的模樣看來有些淒涼落寞，但卻也毅然決然。哈哈哈，那天早晨陽光灑落在值班室，我禁不住放聲大笑。

제 31 장

消化系統是一條通道

「雖然這麼說很理所當然，人類的消化系統一條直通，從嘴巴到肛門，是一條完全沒有叉路的單行道，單一方向地將我們吃掉食物，用那條通道一路運送出去。如果以物理方面來想的話，消化道只不過是有消化能力的牆所環繞的密閉空間，把它想成一條非常長又空蕩蕩的洞窟就可以了。也因為如此，如果人類完全失去了消化能力，當食物通過這條通道時，就什麼作用也不會發生，因此，人類從嘴巴攝取的食物，也會完完整整地從肛門排出。」

這是我在學生時期聽到的講課，內容相當有意思。只用物理及科學原理，卻輕易地將難以理解的內容全都概括在內。「人類的腸子為一條通到底的通道」雖是相當理所當然又有邏輯的事實，但是如果連昨天吃的炸雞甚至連外層酥脆的麵衣都完整地從肛門出來的話，對於一般人類的常識來看，這可是一點邏輯都沒有的啊，可是在人類或是物理法則裡，卻是無法例外的存在，也以科學提出無可置疑的佐證。那麼，現在就讓我們來說說這個有趣的故事吧。

六十九歲的A不久前開始，總覺得自己的糞便變細，一開始還以為自己有些便祕，但隨著日子過去，自己排出的糞便變得像蛇一樣細細長長，便祕的狀況也變得更加嚴重，要排出這長長的糞便，可不是普通辛苦的事情呢。不僅如此，下腹部還感覺有一塊東西，有些疼痛感，不管吃什麼都覺得肚子脹脹的不舒服。A平時健康狀態就不是很好，所以也覺得很有可能是壓力性消化不良，不管是誰都會有壓力的，不是嗎？

但是有一天，下腹部痛到沒辦法忍受而來到醫院，一照X光，糞便實在積得太多，滿滿地塞滿了腸子呢，醫生馬上勸A做大腸鏡檢驗，A想說趁這個機會做一下生平第一次的大腸鏡檢查似乎也不錯，於是欣然接受了。A躺在擔架推車上，插進了其他也在等待做內視鏡檢驗的患者們的隊伍中，緊急做了內視鏡檢查。

內視鏡的負責醫生從他的肛門處插入了內視鏡，進到直腸繼續往上推，發現一個完全堵住洞窟的腫塊，那腫塊就像漫畫裡會看到，就在洞窟入口的地方，有人放了一塊很大的石頭擋住入口，也因為這樣，內視鏡的照相機沒辦法再深入。肯定是直腸癌啊，而且是完全阻塞的狀況，這可是生長快速的直腸癌呢。如此狀態，什麼都上不去也下不來，住院後要接受緊急手術才行，再這樣下去，吃什麼都無法排便，當一個人吃東西無法排便，醫療團隊能夠不採取任何行動嗎？

A立刻就住院了，而且馬上安排第二天早上的手術，要先把腫塊割除，A聽著說明，不管怎樣首先要務就是先讓腸子通道清空，他生平第一次接受大腸鏡檢查、住院，突然被診斷為癌症，而且第二天立刻要剖開肚子動手術，看來有些精神恍惚。那天晚上他在病房裡靜靜躺著思考，到底是什麼朝著自己襲湧而來，這輩子目前為止既善良又健康的人生就像跑馬燈般閃過腦海，明天就要動手術了，如果突然有個萬一，也是有可能的不是嗎？電視裡常看到。A躺在病床上整理思緒，「我不行就這樣垮了，絕對不行，一定要好好聽醫院的吩咐，好好接受手術，以健健康康的模樣出院回家才可以。家人還有周圍的親友都在擔心呢，我絕對不能在這邊倒下，我一定要活下去，加油。」

因此A進入了手術前的「前置作業」，通常直腸癌手術患者在手術前一天要清空腸道，必須強迫喝下約四公升難喝的瀉藥，多跑幾次廁所就能讓腸子裡的髒東西全部排得乾乾淨淨。站在手術的立場，一方面可以減少感染機率，一方面也可以讓手術時的視野更加清晰，所以是手術前的必要流程。但是，不能接受這樣處置的患者也是有的，那就是像A這樣腸子被堵住的患者，可是偏偏負責A的主治醫生是家庭醫學系派遣來的B主治醫生，他只在外科實習了一個月，因為經驗不足，給A和其他患者相同的處方，而且要A務必將四公升的瀉藥全部喝完。

A看著大大桶子裡裝的四公升瀉藥，帶著堅定的決心要把瀉藥全喝下去，可是已經無法排便好一段時間，肚子裡咕嚕咕嚕痛得在翻滾，要把這些瀉藥全喝下去，這真的需要非常堅定的意志力啊。那麼，接下來發生了什麼事情呢？那就是B接到護理師的緊急電話，「醫生，A現在正吐大便！」

腸子是一條通道，這是大家都知道的，所以當腸子堵塞時，就沒有出口可以排出，這也是正常的，因此在直腸完全阻塞的狀況下，那混合著消化液的四公升液體咕嚕咕嚕不斷囤積，只能朝反方向逆流囉，到此都很合理吧。如果這樣的話，原本待在直腸還有大腸裡的糞便，就像是海嘯般從嘴巴一湧而出，這也十分符合科學原理吧。

但是被緊急叫來的B和其他醫療人員跑來看到的場面就像是，上完大號之後回頭看看馬桶，結果發現昨天吃進去的壽司完完整整地在那裡一樣，這完全不合理，帶著堅定意志的A心情也是差不多的吧。自己根本沒吃過的糞便，卻從嘴裡像暴雨一般傾瀉而出，雖然覺得神奇，卻也令人不愉快，對他來說這根本不符合邏輯、科學，就像晴天霹靂啊。

雖然糞便從嘴裡出來符合科學，但在人類邏輯卻無法解釋，我想，他們目睹吐出糞便的那張嘴，就是科學與邏輯兩者間岌岌可危的交會吧。雖說醫學就是科學，但也有具人文感的瞬間片刻，這挺有趣。

제 32 장

A醫院的英雄

A醫院的急診室總是很冷清，通常不會有什麼特別的事情發生，因為病情稍為複雜一點的患者，或是重症患者，會直接到附近的大學醫院，而到A醫院急診室的患者，通常依據自己的判斷，去中小型醫院接受治療就可以了，而他們大部分也判斷得相當正確，所以位於商店街附近的A醫院，來這裡急診的患者大概有一半是因為擦傷、感冒或是過敏起疹子，剩下另一半幾乎是整夜吃油膩炒炸的食物配酒喝拉肚子的人。擦傷患者只要消毒或是簡單縫合就能回家，過敏或是感冒患者則是打打針給他們藥就可以，而肚子痛的患者則是讓他們吊點滴，躺個一、兩小時後就會吵著要回家。A醫院的患者大概就分成這幾類，流程也相當簡單，不太需要傷腦筋，也不太需要專科醫生的意見，有時候如果剛好碰到一次來很多患者，只要按照順序，給他們需要的治療就可以了。從另一個角度來看，這裡就像賣香菸給需要香菸的人、賣彩券給需要彩券的人的便利商店。位於城市中心的繁華商街，輕症病患可以簡單便利地在這邊取得他們的所需就離開，這就是A醫院。

之前曾任職大學醫院住院醫生，擔任急診室醫學科的專科醫生B，現在在A醫院工作。在大學醫院裡經歷過各種形形色色的患者，現在轉到如此冷清的醫院，一開始覺得輕鬆，挺不錯的。只要依照患者來院順序井然有序地分類好，在沒有太多類型病患的情況下，告訴患者們要這樣做，要那樣做，患者們也按照吩咐指示，之後就會回家去。這樣的做事方法，比詢問患者「你哪裡不舒服」還要常問的，似乎是「你需要什麼呢」。從昨天開始就好像有點感冒，咳嗽有痰的話，不就是感冒嗎？對蝦子過敏，吃了有蝦子的炒飯皮膚出現疹子，不就是過敏嗎？晚餐吃了烤五花肉，消夜吃了炸醬麵，半夜喝酒時下酒菜又吃了炸豬排，肚子痛的話，這不就是鬧肚子腹瀉嗎？患者本人自己也知道哪裡出了問題，大部分都不會有什麼差錯，這些找上A醫院的患者也多是如此。雖然一開始覺得滿方便的，但是B卻覺得生活越來越無聊，有時候甚至懷念起看到血跡斑斑、成群家屬一擁而入哀戚痛哭的急診室，他對於自己有這樣的念頭也感到有些害怕。他曾發誓再也不要回頭才離開的，急診室醫學科專科醫生B的本能還沒消失，也覺得在這裡和這些輕症患者一起工作，似乎有些浪費才華。總而言之，B對自己的工作仍然相當盡忠職守，畢竟也是自己找的工作啊。

即使是A醫院也有忙碌的時段，那就是周邊商街特別繁華熱鬧的週末晚上到半夜時段，人們平日想喝沒辦法喝的酒，和一些炒的、煮的、炸的下酒菜，整晚吃吃喝喝，結果肚子痛拉肚子，擁進了A醫院，要不就是在醉醺醺時割傷了手、扭到了腳，或是撞到了頭，人們夜生活最活躍的時刻，也是急診室最生氣勃勃的時候，當然這可不是受人歡迎的「生氣」囉。雖然沒辦法準確預測人們享受夜生活的時間會有多長，但是大概只要過了那段時間，急診室又會再度回歸寧靜，這就是A醫院的生理周期。

前一天休息過後，週末來上班的B獨自想著，「今天一定會有很多人來，但是這些人之中如果有一個比較嚴重的病患就好了，至少要有人流著血快要不行的樣子，才像在急診室工作的醫生嘛。」但是B慌張地急忙抹去這樣的念頭，「如果真的發生，一定會後悔自己曾這樣想，這該死的念頭，收回剛剛的想法，取消！取消！」他的週末工作和平時沒有太大的不同，除了有些特別以外。

今夜看來是肚痛之夜吧，即使是腹痛患者比例較高的A醫院，今天就只有抱著肚子的患者登門，必須觀察那些已經打了解痙劑（停止痙攣的藥）和吊點滴的患者的好轉狀況，所以讓患者躺在診療室的病床上休息，也方便B觀察他們的狀況。只要坐在護理站就可以看到抱著肚子的人們成排躺著。五十多歲男性說，吃了炒飯後就拉肚子了，原來是炒飯有問題啊，所以躺在七號病床；四十多歲女性說，吃了生魚片所以拉肚子，原來是生魚片有問題啊，所以躺在八號病床；二十多歲女性說，吃了狗肉所以肚子痛，原來是狗肉有問題，所以躺在九號病床。因此

B非常忙碌，人們各自因為炒飯、生魚片、狗肉有問題才肚子痛，各自帶著平靜的表情躺到指定病床。A醫院即使人們不斷擁入也不會感覺緊急，只覺得忙碌，而患者們的表情也像A醫院一樣無趣，只是照著既定的治療方式接受治療，帶著好轉以後就可以回家休息、度過剩餘週末的念頭躺在那邊。

即使患者看著社區醫院醫生B，他們的視線也沒什麼太大的不同，那眼神大概覺得B就只會照著既定治療方式、穿越過急診室自動門，迎接著那接二連三消化不良、腹痛患者們的無聊醫生吧。B也很習慣這樣的眼光了，但也只默默做著自己的事。就這樣，無聊的A醫院突然爆發了一件不得了的大事，遠遠地看都覺得十萬火急的一一九急救人員，突然打開急診室大門衝了進來。

「媽的，果然好的不靈，壞的靈，呸呸呸，真是烏鴉嘴。」B在一瞬間就後悔了。看到一邊做著心肺復甦術，一邊推著擔架推車跑進來的一一九急救員，B筋疲力竭的身體馬上就湧出了力氣，野生的本能也被點燃。

「是什麼狀況的患者？」

「心臟停止跳動，心跳停了。」

四十多歲的一家之主，在週末的半夜昏倒了，他們說患者平時連醫院的附近都沒去過，一直都很健康，在家裡卻突然失去意識，在家人面前像根木頭似「碰」的一聲倒了下去。他的妻子生平從未經歷過這麼手足無措的狀況，即使如此，仍然接受醫療指導，在急救人員到達之前幫他做心肺復甦術，一一九急救人員也以最快的速度到達現場。昏倒之後馬上就一直持續施行心肺復甦術，二十分鐘左右就到達醫院。如果送去大學醫院，時間實在過於急迫，所以他們選擇送到A醫院。確認患者狀況之後，仍然處於心臟停止狀態，家屬放聲大哭，兩位擁有稚氣臉龐、不知道是高中生還是國中生的女兒也哭倒在一旁。看著這一切的B，感覺就像回到以前的日子，他大聲喊著：

「護理師，準備插管，一個人繼續做CPR，給我葉片（blade），先準備好七點五氣管內管、電擊除顫器！打靜脈注射（IV），立刻注射腎上腺素（epinephrine）！保持每三分鐘監控患者狀況，準備好的話就把患者衣服脫掉。」

B在患者的喉嚨切開了一個洞，好久沒在氣管插入七點五氣管內管，就是這個感覺啊。

「氣管插管插好了！胸腔吹氣，抓住這個Ambu甦醒球，CPR要這樣做！」

「Charge（充電）！加到兩百焦，按下，一個人繼續CPR，Charge（充電）！」

整個急診室的人都屏息凝神地看著的同時，B朝著患者胸部直接加壓電擊，強而有勁的電流使得患者猛然騰空彈起，又「砰」的一聲跌躺回去。B很快就將電擊去顫器往後一丟，又再次幫患者加壓胸部，強大的力道讓患者的手腳都跟著伸直彈起又掉落，膚色呈現岌岌可危的暗紅色，當B的手一離開，成功了，雖然很微弱，但至少患者的心跳恢復了。

根本從未想像過會失去丈夫的妻子，眼前一片模糊什麼都看不到，淚眼汪汪，一面悲悽痛哭，一面緊抓著B的褲角。

「醫生，我先生現在救回來了，對吧？他真的不能死，一定要活下來啊，他絕對不能死啊。」

全部的醫護人員、患者的兩個女兒，還有那遠遠排成一排躺在病床上的腹痛患者們，所有的視線都往B投射。B原本只能對著那些一成不變的腹痛患者說明病況，突然間卻來了一個重症患者要宣告病況，B的聲音充滿了力量。

「目前是先救回來了，他的心跳恢復了，現在無法得知造成你先生心跳停止的原因是什麼，所以之後的狀況會如何，沒有人能知道。心臟停止跳動的原因，大部分是因為心臟或是腦部的問題，這兩個部位如果有嚴重的疾患，就會像你剛才看到的一樣，一個好好的人像根木頭倒了下去。雖然我覺得可能是心臟的問題，但不管原因是什麼，現在靠著急救處置先將他救活了，接下來他需要的是檢查與治療。也因為你之前的急救處置處理得相當不錯，所以現在他的心跳才能恢復，之後的事情也只能祈禱了。護理師，阿托品！立刻靜脈注射注射阿托品零點五毫克！如果是頭部問題的話就要動手術，如果是心臟的話就要找到堵塞的冠狀動脈，讓血管通暢才行。在找到問題之前，可能還會發生心臟停止的狀況，你先生得撐過去才行，之後的情況真的沒辦法給你任何保……護理師，再做CPR！」

B再次奔向患者身邊，並且重覆經歷了跟剛才同樣的過程，又再度讓患者的脈搏重新跳動。全身被汗水浸溼的B帶著疲倦的表情對患者妻子說道：

「啊……真的沒辦法給你保證，這裡只是社區的小醫院，不管怎樣，現在都一定要送去大醫院接受治療才行。我只能告訴你，從另一個角度來看，你先生想恢復以前的狀況是不可能的了。大部分心臟停止跳動的患者都是這樣的，但是在這裡我們會盡力幫忙，至少發生事情的當下附近還有我們醫院，已經是不幸中的大幸了。現在沒有時間了，趕快送往附近的大學醫院，保住你先生的生命吧。」

聽到說明的妻子，就像是連續劇的女主角一樣，悲痛欲絕地嚎啕大哭。

「求求你，醫生，請你一定要把他救活啊，一定要救活啊，一定要救……救回他的命啊。」

B來到了護理站打了一通緊急電話給附近的大學醫院。

「嗯，不是，是這樣的，你也知道我們醫院的狀況沒辦法處置這樣重症病患啊，你說沒有病房，你知道這樣會害死患者嗎？好，好的，我知道了。」

「好，我聯絡好了，C醫院正等你先生送過去，不會花太多時間的。」

B在轉院診斷證明書上寫上「原因不明的心跳停止」，放入信封，並且準備充足的藥物，好隨著四十多歲的一家之主一起移送到大學醫院，整個過程相當繁忙奔波，因為A醫院值班的醫護人員根本沒幾個，即使集中全部人力在一名患者身上，也得像腳踏風火輪飛快奔走，才能迅速處理這名心跳停止的患者。度過了許多惶惶不安令人捏把冷汗的瞬間，要載患者轉院的救護車震耳欲聾的聲音響起，將患者還有他的妻子、兩個女兒通通一起載走，消失在視線之外。A醫院稀少罕見的緊急狀況，就此告一段落。

B現在完全累到精疲力盡快虛脫了，因為B花了超過一小時的時間，將全部精神體力都投注在一個病患身上，體力也消耗殆盡，幸好這樣的結局不算太差，某種程度也有些成就感，然而身體無可避免地感到疲倦不堪，加上早就已過了出院時間的六名腹痛患者都還躺在病床上，如果因為他們在深夜時刻錯過了末班車，或是因為把他們放在那邊不管，而有抱怨或是酸言酸語怎麼辦？拖著這疲憊的身軀出現在他們的面前，內心實在感到有些膽怯不安，因為已經有兩、三個小時完全沒辦法確認他們的狀態啊。B打開病歷表，先去看看這些病人的狀況吧。這個人吃了狗肉，這個人吃了炒飯，還有這個人……是吃了鯷魚湯麵？還是吃了生魚片拌麵？

B整頓了剩餘的精力，打起精神走向腹痛患者區域，用有氣無力的嗓音問著形式上的問題。

「現在覺得怎麼樣了？」

「啊，報告，是的，我好多了，我現在完！全！沒事！都好了。」

「呃嗯？」五十多歲的男性患者突然對還算年輕的B，用著軍隊式的口氣尊敬地回答。覺得很奇怪的B抬頭環顧四周，吃了炒飯的五十多歲男性用著崇拜不已的眼神看著自己，他身邊坐著的太太，也同樣帶著尊敬的眼神，隔壁床躺著的四十多歲女性也用欽慕的眼神看著B，接著一眼望去，遠遠的六名腹痛患者與他們的家屬全都用尊敬目光，直盯著B看，彷彿要將他看穿一般。這時B才理解現在這是什麼情況，這些人剛才彷彿看了一場現場直播的醫學連續劇，這也是他們這輩子第一次親眼目睹，而且就在眼前展現了如此清晰生動的畫面。就像連續劇中，家屬哭天喊地、現場一片混亂，醫生冷靜地給予指示、指揮著現場，並且救回病人一命一樣，這群人在一旁從頭到尾一邊緊張地吞吞口水、一邊注視著這一切，不僅如此，這主角就是剛才還摸過自己的B醫生呢。他們的眼神就像看著從電視裡一躍而出、維護地球和平的鋼鐵人還是超人一樣呢！看似無聊地坐在社區小醫院裡，聽患者說吃炒飯，就說炒飯有問題的村夫書生，原來實際身分是保衛地球的英雄啊，這麼了不起的人，竟然隱藏自己的身分，在這邊摸我的肚子啊。

伸手為旁邊病床四十多歲患者的肚子做觸診時，一碰到患者的肚子，患者馬上帶著誠惶誠恐的表情說：「唉呦，這怎麼好意思讓您這麼費心。」旁邊二十多歲的患者口氣溫和親切地說：「醫生，真的是辛苦您了呢。」鼓舞激勵的口氣，還指著旁邊的朋友：「剛才我朋友還說醫生您真的是超帥氣的呢！」「唉呦，沒有啦！不要說這些沒用的話啦！」說了這類像是連續劇裡對白的話呢。這群人用著非常尊敬又不敢當的表情，只要B的手一碰觸到就全都好起來了，還有人離開急診室時，站在門前面對B九十度鞠躬才回家，B反而覺得有些不敢當。終於最後一個患者來到護理站希望能和B握握手，B起身跟他點點頭握握手。啊，是的，回家路上小心喔，如果有哪裡不舒服的話，隨時都可以再來喔。

現在就和平時一樣冷清的半夜，只剩下A醫院的急診室與B，B一面看著那些鋪著潔白床單的病床與堆積的病歷表，一面想著「這真是一個很有趣的職業呢，那是當然啦，果真是個有趣的職業呀，哈哈，哈哈哈。」B難得有著滿滿的成就感，獨自笑著，「哈哈，哈哈哈哈哈。」

제 33 장

寧靜的上班之路

寧靜的早晨，房裡響起一陣吵雜的鬧鈴聲，真的快累死了，還在睡覺的我一聽到聲聲呼喚的鬧鈴，「吼」的一聲，不甘願地醒來了。一張開眼睛，就像等待已久的樣子，昨晚的宿醉勒緊我的全身，頭痛欲裂，反胃不舒服，剛才也吐了呢。本能地將狀況在腦海整理了一下，努力回想拼湊記憶。昨天樂團合奏表演之後，大家當然要聚餐囉，現場有令人熱血澎湃的搖滾樂，人們調著混酒的伏特加，我開心興奮地搖晃著酒杯，還記得酒杯靠在嘴巴一飲而下，我的印象只到這裡了，之後似乎還毅然決然大喊了「明天上班算什麼東西呀！來，喝吧！」這類的話，真的是完全瘋了啊！

現在該是必須想想上班的時候了，現在出門的話，應該勉強可以在時間內抵達。抱著噁心想吐的身體刷牙洗臉，就連這麼簡單的日常生活的一部分也覺得萬分吃力，我隨手抓件衣服穿上就出門了。

早晨的空氣是如此的冰冷，全身上下一點力氣也沒有，感覺整個世界都在旋轉，走路的步伐任誰看了都覺得不正常地歪歪斜斜，若如常搭上人潮擁擠熙攘的地鐵，光想就覺得完全沒自信能撐過那關。我在路邊隨手招了一輛計程車，馬上就有車子停下來，我一打開車門坐了進去，就像昏倒般躺在後座上，閉著眼睛告訴司機先生我的目的地。

「司機先生，麻煩到〇〇大學醫院的急診室，謝謝。」

「唉呦，看來真的很不舒服的樣子呢，我會開快一點送你去的。」

的確是這樣，大家攔計程車搭到急診室的話，一百個人中有一百個不是患者就是家屬親友，通常很難聯想到是乘客的工作地點，而且這個血色盡失、一坐進車內立刻倒臥在後座、呼吸急促喘著氣的男子，當然很難讓人不去聯想他是名患者。我也不多做解釋，安安靜靜地成了一名患者讓計程車載我去上班，那是一段寧靜的上班之路。雖然沒有力氣做任何辯解，但這個看來快死的男人只要一到了急診室前，馬上就會跳起來，搖身一變為專業的主治醫生，接下來的二十四小時只要通過那扇門的人都會為他們診療，若硬要說，這只是打碎了司機先生原本對急診室醫生所懷抱的幻想，我並不想這樣。託福，上班之路非常寧靜祥和，足以讓我從患者回到醫生身分。

제 34 장

世界足球賽十六強

還記得二〇一〇年南非舉辦的世界盃足球賽嗎？當時韓國代表隊，是由踢進二〇〇二年世界盃前四強寫下神話的朴智星、李榮杓，以及新生代奇誠庸、李青龍一同組成的夢幻代表隊。韓國全民上下一心，深信韓國代表隊一定能夠重演二〇〇二年的榮耀，大家都熱情地為韓國代表隊加油打氣。實際上，韓國代表隊也沒有辜負大家的期待，在分組預賽時以二比零擊敗了希臘，首次分組賽就贏了，順利晉級世界盃前十六強。而十六強的對手烏拉圭，以客觀來看韓國隊雖然處於劣勢，但是相對來看，卻值得好好拚搏一番。這真是舉國上下全民矚目的一場賽事呢。只要再贏得一場比賽，就可以創造奇蹟，與全世界的強大隊伍，爭取晉級世界盃八強呢。

無論何時都必須有人留守的急診室，每月的工作行程總會事先安排好，早在一個月前就必須排好休息日，如果正巧重疊到重要的足球賽事，能到醫院外看足球比賽就真的太幸運了。即使是全國重要活動的日子，生病的人也不會休息，他們才不管地球的另一邊是否正進行著足球比賽，又或是棒球比賽，還是有足壘賽，他們帶著對這些一點都沒興趣的表情，源源不絕一直擁入急診室，而外面的街道肯定因為足球賽的關係，萬人空巷。雖然我也帶著忐忑不安的心情，偷偷期待著韓國代表隊若能踢進十六強的話，不知道自己能不能避開值班日，到醫院外頭一面喝著啤酒、一面看著這重要的足球賽事，但醫院裡的每個人都是這樣打算的呀，結果當然是輪到我這個年資尚淺的住院醫生當天值班囉。除了我以外，醫務室裡的人全都到外面為足球賽加油歡呼，那，就是這樣的一天。

足球賽當天，一大早全國上下充滿了緊張的氣氛與戰前的煙硝味，新聞報導和廣告也都滿滿希望太極戰士[1]能夠奪取勝利，上班路上的所有人滿腦子都只想著今天要趕快把事情做完早點下班，要為韓國隊加油打氣。這天的氣氛猶如暴風雨來臨前夕，無法脫身必須值班的我，滿腦子當然也是想看足球想看得要命囉，這可是非常歷史性的一刻，也是非常重要的一場比賽啊。

隨著比賽的時間越來越接近，我打算開一下醫務室裡的電視看一下足球，就算只有一下下

1 譯注：韓國國旗上有太極圖樣，又稱太極旗，所以在這邊稱韓國代表隊選手們為「太極戰士」。

也好，雖然主要都在急診室工作，但就算只有短暫的一會兒，也想為韓國隊加油，參與這場盛事。這也不是什麼很了不起的偉大計畫，想在比賽開始之前，盡量把大部分的患者送走，叫他們回家去看球賽，當然，是送走那些狀況許可的患者囉，如果狀況不許可，還是會盡力將能做的處置全都做好，並且將病況說明清楚，這樣一來，至少在觀賽過程中不需要另做補充說明，或是做其他附加處置。比賽一旦開始，進來急診室的患者應該也會比較少才對，看一看足球，然後中間出來一次把病患全都看完，再回醫務室繼續觀賽。雖然不能安安穩穩或是完整觀賽，但不管怎樣至少在這光榮的時刻，能夠稍微參與到這場盛事就好。開球的哨子聲響起，我坐在醫務室的電視機前，緊張萬分的比賽開始了呢。

幸好上半場的時候急診室平安無事地度過了，上半場四十五分鐘的足球比賽，我除了中間十五分鐘沒看到以外，剩下三十分鐘我全都成功地看到了，這是屬於我自己的小小成就。但是比起這樣的努力，韓國代表隊卻被踢進一球，一比零落後一分，下半場我們的選手需要更多熱情狂烈的加油與支持啊。上半場比賽一結束，我馬上就從醫務室裡的椅子上跳了起來，到急診室邊確認患者的情況邊想著：「作戰大成功，中場休息時間來整理一下患者情況，等一下要繼續看下半場才行。如果患者都很穩定，就這樣繼續，下半場大概也能看三十分鐘吧。」中場休息時間巡診也進行得相當順利，沒什麼大問題，但就在病情整理即將結束、下半場比賽將開始之際，有一件事爆發了，一位心跳停止的患者被送進了急診室。

「呃啊……足球賽泡湯了。」雖然內心覺得埋怨，但絕對不是埋怨心臟停止跳動的患者。我立刻飛奔到患者身邊施予緊急急救措施。

患者狀態很不好，是一位七十多歲的老爺爺，患有重症帕金森氏症已有五年，最近兩年都只能躺在床上，無法起身。臥床已超過兩年，全身上下只剩下皮包骨，被一條他生前最後使用、又舊又髒的毯子包裹著，送來急診室。他的臉看來跟骷髏頭毫無二致，大腿也非常乾枯纖細，就像只有一層皮膚貼在骨頭上一樣。近日他的意識開始不清，時好時壞。通常遇到這樣的患者，我們會跟家屬達成協議，不予施行心肺復甦術或其他積極性醫療行為，但總之，這位患者看來心臟的確已停止跳動，赴院前也不斷幫他施予心肺復甦術。事實擺在眼前，即使我知道這位患者將不久人世，對我來說，我也有義務與責任盡全力搶救。我立刻幫他插管和施予CPR，也和聽到消息緊急趕來醫院的家屬說明，看來年約四十歲出頭的兒子表情沉重，但父親抱病許久，最後狀況也不佳，所以也有心理準備打算平靜地接受這一切，感覺就像「再過不久就要走了吧，原來是今天啊」的樣子。聽到看似沒有希望的說明後，他只是沮喪地點點頭，我要他去家屬等候室裡等消息，所以他就踏出了自動門往等候室走去了。也許對於幾十分鐘之後會有的結果，他也能充分地猜到吧。

這不需要非常複雜的醫療處置，也不需要很多人手，就只是持續供給氧氣，繼續施予CPR，每三分鐘投藥，每兩分鐘確認脈搏心跳就可以了，剩下的只能看患者本身了。但這名患者的狀況不管是用經驗，或是用肉眼判斷，已無甦醒的跡象可言，反倒是那骨瘦如柴的身軀要撐過心肺復甦術，看來實在艱難。做了一些安全穩定的處置後，我竟然浮現了相當不敬的念頭，「啊，好想知道現在足球賽狀況怎樣了……要不要拿手機看一下轉播呢？」但是立刻轉念，「不行！我沒辦法在從醫生涯裡留下這種汙點！」接著就真的下定決心把注意力集中在使患者甦醒之上。但大概過了二十多分鐘，患者心電圖仍然一動也不動，該是放棄的時刻了。

為了向家屬說明情況，我來到家屬等候室，當自動門打開的那一瞬間，整個急診室，喔！不！是整間醫院，不！是整個國家都傳來了巨大響亮的合聲響徹雲霄：

「啊啊哇啊啊啊啊啊啊！」

又長又響亮的尖叫歡呼聲，下半場二十三分時，李青龍選手在烏拉圭的球門前用頭槌攻破一分。牆上掛有電視的家屬等待室就像歡喜大熔爐一樣，原本各自祈禱患者恢復健康、彼此素昧平生的人們，開心地抱在一起，大聲歡呼，甚至還一起喊著加油口號呢。我在這混亂的熔爐中找到了剛才那位家屬，他和其他人勾肩搭背地坐在一起，而且緊緊握拳的右手正用力地往天空高舉，被全國熱潮籠罩的他，從激動的神情中看得出閃耀著強烈歡樂與希望的光采，只見他嘴張得大大的，同時從那張嘴呼喊出踢進平分球的熱烈歡呼聲，因為周圍相當吵雜喧鬧，也聽不清他究竟喊了些什麼。

我走近他的身邊，輕輕拍了拍他的肩膀。

「嗯，剛才您的父親過世了。」
「啊啊啊……嗯？喔……我了解了。」
我的老天啊，這樣複雜的表情我可真是生平首見。該怎麼說呢？明明就是皺在一起、扭曲猙獰的表情，但那一瞬間喜怒哀樂包羅萬象的心情全寫在臉上，眼神左右晃動，臉上皺紋也全都抖動著，嘴角就像鋸齒波紋般抽動，看起來的確是不開心的傷悲，但明明是如此哀淒的表情，看來卻又不那麼悲傷。
不管選手踢進球的瞬間歡樂有多強烈，畢竟也只是不相干的人在踢足球，當然無法與自己父親過世的事實相比啊。但這也不是突發性的狀況，早已猜測到久病在床的父親或許不久於人世，眼前又有一場受到全國矚目的重要足球比賽，實在很難裝作沒有這一回事啊，活著的人日子還是得過下去呀。
他馬上就冷靜下來了，確認亡者後，立刻著手葬禮的後續事項。但當時那個複雜微妙的表情，真不知道該怎麼說才好，即使是現在要回想情感最強烈的表情，就會想起那瞬間看到的面孔。說笑也不是，說哭也不是完全哭泣的樣子，嘴角掛著一個奇怪的歪斜角度、失魂落魄的表情。

◆

急診室雖然在醫院裡面，卻也位處世界中央，外面世界發生什麼事，急診室也會因為那件事跟著引起相關的騷動。或許因為這樣吧，即使人在醫院工作，也覺得自己身處社會之中、正做著事情。人們都以為急診室只是沉浸在悲傷的一個地方，但就如同社會中不只充滿悲傷，在急診室有時候也會有開心或微妙有趣的瞬間。

那天我失去了一名患者，整理交代好其他患者狀況後，回到醫務室的那瞬間，清清楚楚地看到烏拉圭踢進追加球的場面，而韓國代表隊輸了這場比賽。這可說是在急診室這既微妙又特殊的空間，發生了複雜人類史所賜予的趣味吧。

제 35 장

口齒不清變嚴重所以來看診

「口齒不清變得更嚴重，所以來看診。」

和低頭不語嫻靜的妻子一起來的一名魁梧男性，走進診療室一坐下就如此地說道。他年約四十五歲左右，身材高大，看來健壯又穩重。不管是走路或坐下的形象、口氣都充滿自信，看得出平時個性相當大方。當然也沒有生病或住院的紀錄。

「這樣的症狀維持多久了？」

「大概三天左右，因為過年連續假期的關係黑常忙碌，而且醫院也沒有看診，偶現在講話口此不清，胸口也覺得不蘇胡，可似不管賊樣，這重要的節日裡還是得照顧家人、還有太太娘家，費神的事情很多，你說不是嗎？精神也恍恍惚惚沒辦法集東，心想應該也許實在太忙了才會這樣吧。照顧家人真的不是件容易的事啊，搜以到現在才來急診室啊。」

「雖然你還滿年輕的，但從症狀來看，腦中風的可能性很高，必須盡快做檢查才行。」

他說的話越多，越能發現口齒不清，語氣聽來有些激昂，語法也有微妙與常人不同之處，即使只有這個症狀，腦腫瘤的機率頗高。於是立刻幫他安排照MRI，他拿到檢查通知單，就邁著大步走到病床躺下，他的妻子看著高大的他，一句話也沒說就跟在身後，坐在病床旁的椅子上，也許這輩子他一直是可靠的丈夫吧。

「醫生，結果很不好嗎？」

看過MRI結果以後，我不禁皺著眉頭，他的妻子看著我猜測結果不好。就像我那無法掩飾的表情一樣，檢查結果並不好。

「腦部左半邊，絕大部分已呈現腦中風的狀態，這年紀發現這種程度的腦中風是非常罕見的，也許患有其他疾病卻不知道的可能性相當高，再加上患者還有胸痛狀況。因為不知道還有什麼疾病，必須追加心臟等全身檢查才行，腦中風已過了三天，所以現在也辦法做緊急治療，現在能做的只有等待，以及後續的復健治療，但沒辦法跟你保證可以恢復到什麼程度。」

「醫生，大概三天前，我先生開始講話口齒不清，有時候會講一些奇怪的話，還出現和以前不一樣的行為舉止，這都是因為腦中風的關係嗎？」

「應該可以這麼說。」

原本看來溫順的妻子，表情變得很僵硬，似乎是想起從交往、結婚到現在，這些日子說長也很長，說短也很短，曾相信只要和這人在一起，就會過著幸福快樂的日子，所以下定決心和他結婚，互相依賴、互相倚靠，那些一起生活的日子，以及最近他變化的樣子，這些場景相互交錯在腦海中，肯定意識到未來要過的日子還很長，而未來要一起生活的那個人現在得了重病，以後的日子肯定會變得不一樣。口齒不清和那些無法理解的話語，這個病讓以前的他消失不見，而自己只能眼睜睜看著這一切。

她需要時間去思考這些事，直到能穿越擺在眼前的那些不幸，重新回到現實為止。

這裡只是小醫院，沒辦法做完整充分的檢查，但他還很年輕，如果要查明腦中風的病因，就得接受各種檢查，因此他決定轉到大醫院去做檢查及接受治療。我填寫他的轉院診斷書，複印他的片子，將轉院的資料備齊，在一旁聽著說明的丈夫來到護理站向我問道：

「這樣口此不清的狀況一定會好起來的，對吧？雖然偶聽起來好像優點口此不清，但就算四這樣，在工作、後是生活方面應該沒有問題吧？偶節得偶沒什麼問題耶。」

「會好起來的，工作或是生活方面也不會有太大的問題，只要下定決心，好好接受治療。而且你現在還年輕，預防也很重要。去了那邊的醫院以後，別忘了要好好遵照醫生的指示去做喔。」

「當然囉，浪別人都不會花現。雖藍有時候偶也節得不像偶講的話，偶也資道啊，可似還是會自己一直講，但似其實偶很好啊，一定會沒似的。只不過似講話講不清此而已，還能有什麼了不起的呢？偶會繼系努力工作，全部的是事情全、全都會做，講話、講話哪有什麼重要的呢？只要閉上嘴就好了，泥縮對吧？」

聽著他說話的我，以及他的妻子，兩人聽完這段話都默默不語，因為他現在說話明顯口齒不清，語法也有些奇怪，顯然，他的社會生活一定會發生阻礙，而且他自己也一定知道，自己，已經變得不再是自己了。

但是身為一家之主的本能，同時也是這段歲月以來妻子最強而有力的依靠，為了要讓妻子安心總得說些什麼才行，但他越是掙扎，吐出的任何話語，越是讓我們無法回答，因為那些言語聽起來就像不幸的雪球在滾動著。他的聲音，一直持續到沉默急診室的自動門打開，他與他那眼眶泛紅、什麼話都說不出的妻子走出之後才消失，我那被悲傷緊緊抓住的心，動彈不得。

제 36 장

寧靜又安穩的一天

為消防隊員做醫療指導是我的工作之一，所有的工作內容以電話通話的方式進行，我透過電話，了解危急狀況，並且給予醫療判斷，我所負責的工作內容大概就這樣。在工作時間我的手從來沒有離開過電話，這就是我所負責的大部分工作內容了。

醫療指導的項目相當多樣化，有投藥，也有提供氧氣，也有指示移送專門醫院，也有繼續施作心肺復甦術，在這之中，有一個名為「保留心肺復甦術」的項目。

這是個相當特別的項目，用一句話來說，就是採取法律程序。在韓國法規，死亡宣判必須由有醫生執照的人來做，消防隊員沒有醫生執照，所以消防隊員在現場發現屍體，法律上不具有宣告死亡的權力，即使已經死亡很久，屍體僵硬，有著明顯屍斑，屍身也開始出現腐敗，消防隊員依舊得為了救治屍體而盡自己最大的努力才行。當屍體一旦出現腐敗現象，要將爬滿蛆的屍體嘴巴撐開，為屍體插管做心肺復甦術，這多麼沒效率，多麼可怕啊？但幸好不會有這種事發生，因為醫療指導的醫生可以代替他們行使權力，只要隊員們發現屍體已然僵硬，打電話給正在執勤中的我，並將現場狀況盡可能詳細清楚說明，而我從狀況說明中尋找客觀證據，如果判斷確定已經死亡，我就會這樣說：「好的，保留心肺復甦術，麻煩你做死後處置。」

這「幾乎」就是我所負責事情的全部了。

值勤時，電話不斷地頻繁響起，在這之中，完全沒有一句好的，或令人開心的內容，都是誰覺得哪裡不舒服、受傷，或是瘋了、死了等通話內容，要如何在這樣的通話找到令人開心、愉快的內容呢？所以我總是透過電話聽著他們傳遞一個又一個悲劇，這就是所謂我的工作。

我的工作範圍約半徑兩百公里左右，只要在這範圍裡發生的所有事情都必須要向我報告，在半徑兩百公里有發現任何屍體，當然要一具都不漏地告訴我，發現橫死屍體的情況、屍體狀態、僵硬程度，就連一旁家屬悲切的痛哭聲也全部毫無遺漏地傳遞過來。這些歷經各種磨練身經百戰的隊員們，若判斷已無法救治，幾乎都不會有錯，而我的回答也幾乎一致，只要我說「保留心肺復甦術」，急救隊員就會持續施做心肺復甦術，將屍體送到附近的醫院，醫院的醫生就會直接確認屍體，做最終死亡確認。在這樣的體系之下，可以順利地收集到半徑兩百公里內的屍體。

某一個寒冷的星期一早上，我聽到了比任何時候都還要多的非自然死亡屍體的相關消息，星期一早晨非自然死亡屍體的電話總是很多。因為週末期間沒有被發現的屍體，需要時間找尋。獨居的人在週末突然死掉，或是自己決定結束生命，大部分死亡的事實自然而然地被隱藏起來，因為在週末期間，即便最常見的問候招呼，都會休息，週末快遞也休息，家具店也是，不管人死了還是沒死，週末都會打烊。星期一我完全沒有休息時間，接起響個不停的電話，聽著消防急救員轉述屍體僵硬的模樣，讓我想起在那個週末裡，有著溫熱的一碗湯飯就擺在我眼前，拿著湯匙準備要吃飯的景象。

有一具已經死亡約三天，掛著脖子吊在半空中；一具死亡約兩天，倒在家中酒瓶堆裡；一具躺在乾涸的田埂上，旁邊有一瓶空的農藥，睜眼望著田野；一具剛剛投身入漢江；一具坐在椅子上死去太久，當把屍體從椅子上移開後讓他躺著時，只有背部靠著地板，呈現騎腳踏車的姿勢；還有一具在車上與一堆燒光的煤炭一起發出惡臭。這些屍體全都一樣，皆維持著死前的姿勢，僵硬無比，僵硬程度就像白飯無法用湯匙挖起那樣。

他們全都呈現無力回天、死透的狀態，我全都保留心肺復甦術，「現在開始請把他們全都視為大體。」我如此宣告著，在一小時內，做了許多死亡宣告，在溫暖的家裡，揮著飯匙舀起一匙早餐飯，張著大口吃下去冒著騰騰熱氣的白飯，將那張嚷著死亡的嘴巴偷偷換掉，走出了門外。外面一片冰凍的寒氣裡，狠狠下起了今年一場初雪，通常冬天裡的初雪都是輕輕柔柔地飄落，但今年的初雪卻下得這麼混亂暈眩，如此強烈。又白又鮮明的大雪從四方飛散下來，讓這世界變得更加黑暗，而我只是靜靜地看著因一片雪白的混亂而變得昏暗的早晨風景。

星期一的上班路上，那些度過舒適週末時光的人們，穿梭在大雪之中，任由被拉成斜線的白雪打在身上，盡可能穿著最厚最溫暖的衣服，瑟縮著身體走在街道上。看著這樣景象的我，忽然覺得很好奇，在這又冷又黑暗的世界，那些成為屍體被移除掉的人們，是否也看著這場大雪呢？也許他們也有同樣的想法也說不定：

「週末一定要好好休息啊，真的，只想一動也不想動地躺在那裡休息，要像再不會有這樣的假日一樣，一點也不想被任何人妨礙打擾，我一定要自己一個人度過週末。過了週末以後，好像會下一場美麗的初雪，然後雪馬上就會慢慢堆積覆蓋在我的身上，既寧靜又安穩，如果這樣，似乎非常鬆軟，我想我一點也不會蜷曲瑟縮，再也不覺得孤單寂寞，終於可以好好休息好好走。」

제 37 장

我們無法感受的孤獨

「醫生，現在有一通一般的醫療諮商電話，可好像不是一般人的樣子，再麻煩你了。」

聽到一一九商談接線員的話，我感到有些緊張，畢竟連商談接線員這種已歷經人生百態，接過各種包羅萬象電話都得這樣請託，想必一定是一通很特別的電話，於是我用相當果斷堅毅的聲音接起這通電話。

「喂，您好，請說。」

「啊，請問是醫生嗎？」

「是的，您可以放心詢問。」

「啊，終於來了呢，好的，請仔細聽我縮（聽他的聲音感覺是一位有點口齒不清的五十多歲男性），我在小便的時候本來就比較不順，之後就有點尿不出來，要不然就是滴滴答答的。（……）要排尿變得很困難啊。」

「喔，是這樣啊？」

「可速我現在人在高速公路休息站，我看看這裡是哪裡……（似乎看了周遭好一段時間，這裡只聽到背景聲而已），這裡是天安，天安。」

「嗯，是的……可是有什麼事嗎？」

「可速啊，剛剛我去上廁所，那個男生專用的小便斗，你也知道的嘛，那種長長的，到腳邊的小便斗，就像我剛剛說的，我小便的時候尿尿都滴滴答答往下滴啊，有一點年紀的話，都是這樣的嘛。可速啊，剛剛小便比起平常滴得更厲害。（……）小便斗下面不是有水積在那邊嗎？尿尿的時候，我的尿就在那邊滴滴答答的……」

「是的，我了解您小便滴滴答答的情況了，但是有什麼問題嗎？」

「可速啊，尿啊一直滴一直滴，發現滴下去小便斗下面那邊積的尿啊，都濺到我的腳了，那些尿滴下去後又一直往四處亂噴，別人也是這樣滴滴答答的啊，所以這不就代表了我的尿跟別人的尿混在一起，然後又一起濺了出來嗎？啊不就濺了很多到我的腳上嗎？之後發現腳沾了很多跟尿混在一起的液體……哎喲……啊不就代表沾到很多其他人的尿了嗎？可速如果這些人之中有人得了MERS的話，不會傳染給我嗎？就是那個會害死人的病，不速嗎？」

我在精神上有點受到衝擊。

「啊，健康的人小便是無菌的，雖然在體外細菌可以栽培成長，但就算沾到，如果皮膚沒有傷口就不會被感染……特別是MERS目前還沒有由小便傳染的證據……」

「可速啊，小便有多麼髒啊？醫生你想想看，小便真的很髒啊，而且還速在高速公路的休息站，也不知道有誰在這邊尿過，不速嗎？這個真的沒有細菌嗎？過來一起看一下吧。這個真的又髒又臭啊，也不知道到底有哪些人尿過的尿，感覺就有MERS的細菌在裡面滋長啊，如果這麼髒的東西不會傳染，還會有什麼好傳染的？證據，什麼證據？我的腳就速證據啊。醫生啊，我的腳會不會爛掉啊？」

「呃，首先要知道MERS不是會讓人腳爛掉的病，如果腳上沒有傷口的話，只要將沾到尿液的地方洗乾淨，之後沒有發作或是發生其他症狀的話，就沒有關係……」

「啊不速啊，現在我已經離開休息站，沒辦法洗腳了啊，已經離開了啊，大概還要過六個小時左右才能洗腳吧，那這六個小時裡我該不會從沾了尿的那個部位開始爛，然後整條腿都爛掉吧？我真的可以撐過六個小時嗎？我除了小便滴滴答答以外，速一個免疫力很好健康的人啊。」

在那之後我們的對話就陷入了一片牛頭不對馬嘴的混亂，所以在此就不多做贅述了。

◆

「我有些感冒所以來看醫生，有一點咳嗽跟痰，大概過了一個禮拜了，已經。我因為有些疾病，所以還滿常跑醫院的。」

一個三十歲左右的女性患者，戴著口罩遮住大部分的臉，僅僅用一雙惡狠狠的眼睛看著我說道，那句「已經」，是多麼具威脅感啊。

「剛剛幫你量過體溫，沒有發燒喔，聽說昨天另一家醫院也說沒有發燒，對吧。」

「可是，我身邊的人都說我好像看起來有發燒啊，所以我自己也覺得應該有吧，這個自己應該可以感覺得到吧。」

「你應該沒有吃退燒藥吧。」

「沒有。」

「讓我來看一下吧。」

不管怎麼測，兩耳測出來的體溫都沒有超過三十七度，肺部的呼吸聲音聽起來也挺正常，X光片也看不出有什麼特別的問題，持續一週左右的話，我覺得應該只是單純的支氣管炎。

「好的，這位患者……」

「啊，請等一下，我現在要把醫生你講的話錄下來，如果我之後發生什麼事，總要有人負責才行啊，還有你講的我可能會忘記，錄音也可以再重新聽一次，如果我變成重病，之後總要留下一些證據才行啊，這樣應該沒關係吧？」

「嗯……那你請便吧。」

雖然感覺不是很好，但也沒有理由拒絕，在等她弄好錄音準備時，我摸著無辜的診療室電腦螢幕，內心覺得不太舒服，電腦螢幕上的滑鼠游標些微顫抖著。在這段時間，她東弄西弄按著手機準備錄音，「可惡，這錄音按鍵……」自言自語的，她花了好長一段時間在弄手機。診療室彌漫著一陣尷尬的沉默。

「好了，可以了，請說吧。」

她把手機放在診療室的書桌說道。

「好的，患者你現在的咳嗽、痰等症狀，看起來應該是上呼吸道感染的症狀而已，而且也沒有發燒，X光片上或是聽診時聽到的聲音也都相當乾淨，沒有異常。我想你的症狀是持續比較久的支氣管炎，我會根據一般支氣管炎開適合的藥給你吃，好好休息的話，應該會沒事的。」

「嗯，不是MERS嗎？醫生你應該要確實地說這不是MERS才行啊。」

我都不知道我是在跟患者說話，還是跟錄音機說話，內心感覺十分混亂，完全沒辦法不去在意那個手機，而且手機上錄音功能顯示著正在錄音，目前已經錄了幾分幾秒，當我的嘴一張開發出聲音，錄音機的紅色音量波峰又升了上去。

「患者你曾去過的醫院，直到三小時前我們都未收到疾病管制局傳來發現有MERS患者，或是出現在曾治療過MERS患者的醫院名單上面。而量你體溫時也沒有發燒的症狀，目前為止根據『國家公開情報與方針』，因為所處地區並非感染區，感染機率幾乎微乎其微，你也沒去接收MERS患者的醫院，因此院內感染的機率也相當低，依據國家標準來看，這樣的狀況很難判定您為MERS患者。根據國家規範的基準來看，我認為予以一般感冒來治療即可。」

老實說，我是很想說「我個人意見」來看是沒關係的，其實，這不也是個人的判斷，不是嗎？但是比起她的疾病，我現在要站出來對抗的，是我的聲音正被錄音、遲遲沒有進展的責任問題，以及患者的恐懼。如果說出自己的意見「嗯，我認為既然如此，就再看看吧」這樣的話也很正常啊，不，一開始在診療時不就這樣說了嗎？反正這樣的作戰方式應該有效，說任何話之前都將「國家」兩字掛在嘴邊，原本不信任又銳利的眼神看似已經漸漸鬆懈，大概以「國家」規範的基準為起頭，聽起來更具有說服力，雖然希望透過眼前這位醫生診療得到沒有感染MERS的豁免權，但眼前的醫生不斷反覆著大義基準，似乎獲得更大的豁免權般。就在我才以為自己正從被攻擊的身分脫離的瞬間，「好，那也請回答這個問題，」即使不這樣也已經放得很近的錄音機，朝我推得更近，她這樣說：

「明天我要去濟州島，一整個週末都會在那邊。聽說濟州島也有MERS患者，我如果去濟州島，也不會得到MERS嗎？或者，去的話，會對我健康造成絕對性的威脅嗎？請醫生也確實地回答這個問題。」

她說話的語氣與眼神顯得趾高氣昂，似乎是在說「想要通過我這關，試試看啊」，這是最後一個關卡，如此理直氣壯的提問！

「我知道有一位患者曾去過濟州島，投宿在新羅飯店約三天，雖然新羅飯店不是醫院，但擔心暴發感染，所以目前為封鎖狀態，其他地區依『國家』規範指針來看，感染率幾乎為零，因此依據『國家』指導方針原則，只要不要接近新羅飯店附近，到濟州島旅行相當安全。」

「啊，原來如此，這樣就可以了。謝謝，那我先回去了。」

呼，終於！她拿著手機離開診療室。我拿著「國家」當擋箭牌，而且幸好空閒時有仔細詳讀MERS的新聞，真是太有幫助了。呼，現在只要想起那雙惡狠狠的眼神，雙腿還會有些發抖，全身汗毛直豎呢。看看時鐘，竟已經過了三十分鐘，因為要確認各個MERS患者曾去過的醫院，和進行各種傳染性預防程序，必須花比平常更多倍的時間解釋說明，還要被錄音。

可是，仔細想想，這不過是個感冒的患者不是嗎？為什麼我得遭受這種審問呢？我有做錯什麼嗎？難道在這時局、坐在這個位置，照顧病患是一個錯誤，必得成為標靶嗎？我感受到的是對我的不信任與厭惡，被第一次見面的患者突然拿槍瞄準，用那銳利的視線惡狠狠地看著不清楚狀況的我，而且還是對著在非常時期站在第一線、仔細且小心戴著悶得要命的口罩、將不安感隱藏起來老實看診的我，這是我應該受到的待遇嗎？難道這是一定要克服的試煉嗎？我停止思考，決定不要再想下去了，我要做的事情太多了。

◆

「哥，你看到那新聞了嗎？這次八十多歲的老奶奶因為感染MERS去世，可是聽說要準備進行火葬時，被死者家屬拒絕了，而且還向國家要求喪葬費用及賠償呢。」

「欸，不會吧？你在哪裡看到的？」

一整天在急診室裡忙得團團轉，好不容易下班出來放鬆喝一杯，醫務室前輩D哥透露著不相信的眼神，他睜大雙眼反問：

「那篇新聞在哪？可以給我看看嗎？」

我找出那篇新聞報導給他，一邊看著新聞邊抽著菸的他，吐出了一縷長長的輕絲，邊嘆了一口氣。結束了辛苦的一天，原本開心喝杯小酒的他，此時表情明顯透露著不滿與不開心，臉色也看來有些悲傷。

「唉，這真的是太過分了，真是太過分了。南宮仁啊，我們現在被推到第一線，剛才有一位六十多歲的患者，幾天前好好的沒事，結果突然發高燒，發生嚴重的肺炎症狀，整個人幾乎都沒意識了，這怎麼可能不幫他治療呢？所以必須要氣管插管，我非常本能地去處置，但想想，這真的很危險，我有一種連自己都可能會死掉的感覺。看著那黑暗的喉嚨插管的洞，腦中浮現出這樣的想法，但是除了我也沒人可以做了，不是嗎？所以我叫全部的醫護人員都出去，然後一個人在那個充滿飛沫的空間，幫患者做插管處置，整天照顧著那個病人，如果一定要有個人去做，那肯定是我必須做的事啊。而且那位患者的狀態實在變得太差，即使幫他裝上人工呼吸器，過沒多久還是死了。血液檢查好像有病毒傳染的樣子，所以已經送去做MERS檢驗了。我現在其實非常不安，所以雖然很累，也還是出來喝一杯小酒，想要忘掉這些煩惱，因為這一切，以後很可能會變成不可能的幸福啊。也不知道我會不會死掉，曾幾何時這些都被遺忘了。但覺得若就這樣死掉實在很可惜啊，對於死亡我也覺得有些恐懼，但這就是我的工作啊，也只是盡本分去做，可是國家會給我什麼賠償或補助嗎？怎麼可能呢？根本就沒人會知道啊。如果我死的話，什麼都沒有啊，我也不會去冀望這些，連想都從來沒有想過，完全沒有這種念頭。可是，嘖！這些人，真的實在是太自私了，雖然想到已經過世的患者或是死者家屬們，也真心為他們感到惋惜，可是健康的人都賭上自己的健康甚至是生命，來照顧這些病人，卻沒獲得任何肯定，只是默默地工作，然後就這樣在誰也不知道的情況下生病死去，這樣的人有多少啊，只是把該做的事做完，也不期待什麼賠償，就安安靜靜在某個地方枯萎凋零。老奶奶竟然要遭受這種待遇……然後連火葬都不行就這樣擺著……和那些病菌一起。南宮仁啊，我也不知道，這些事情究竟從哪裡開始是對，從哪裡又開始錯了，到底為什麼他們要這樣呢？這到底是在爭什麼呢？我真的不懂啊，南宮仁……」

後來，D哥並沒有把話說完就舉起燒酒，一飲而下，眼眶泛紅。

◆

造成全國喧騰，共有一八六位患者確診，共三十八名患者死亡，與病毒有關情況，在騷動後日趨平靜，最後正式宣告終結，在大眾心中也逐漸被遺忘，但是對於被確診的患者、倖存下來的五千萬名的人們心中，一定留下些什麼。對於摸不著無形死亡的恐懼、憎惡，需要有人出來負起責任，對於陌生人近似輕蔑的不信任，這可惡的病毒，找到人類的弱點與惡的位置鑽了進去，如同病毒一樣滲透到我們的內心，攪亂我們、挑撥著我們好一段時間。之後好好活下來的那五千萬名人們必須要做的事情是什麼呢？那一年初夏，在我們的內心，難道只留下了混亂不安嗎？那一年，戴著悶熱口罩的我們，所感受到的那份憎惡與恐懼害怕，難道能輕易遺忘？

제 38 장

聖誕節，那天的日記

急診室一年三百六十五日全天二十四小時不打烊，就算是全家人都齊聚一堂，一起度過歡樂時光的過年過節，或是情人一起度過的溫馨浪漫聖誕節，急診室的門永遠大開，因為生病不分假日還是平時，所以醫院也不可能有把門關起來的一天，反而人們在離開了自己工作崗位、一般日常的假日或是特別節日的時候，急診室會因為各種意外事故而顯得熱鬧無比，因為人們發生意外大部分都不是在「日常」，而是在「脫離常軌」時所發生的。

在這地方工作的人也當然沒有假日囉，他人的假日，對我們來說反而得咬緊牙關苦撐，並得忍受忙碌又辛苦的日子。職場就是急診室的我們，每次彼此互相配合排著班表，也會開玩笑地嘲笑一下必須在聖誕節、過年當天值班的同事，等到自己要值班卻又感到心灰意冷。甚至，我們會將一年的年曆打開來，先把較長的連續假日圈出來，然後自我調侃著，「明年過年連假好長，中秋連假也好長啊，而且連制憲節都放假耶，完蛋啦！今年真的會超級累的。」這類的自嘲和一般上班族完全相反，就連其他一般醫生也不是那麼熟悉，但對於我們來說卻是最理所當然，並且感同身受的抱怨。在這個地方，只要你撐過了幾年由人們所製造出來的地獄的話，新進的住院醫生或是護理師馬上就會加入我們的行列，可以看到他們一拿到年曆就先開始數連假的景象。

也屬於他們一分子的我，當然也不怎麼喜歡在假日要上班囉。醫院門外那些幸福地盡情恣意享樂玩耍的人之中，被那一天的不幸之神選中，因此跨越急診室的門檻，被送了進來。這些人將急診室擠得人滿為患，對照外頭熱鬧的景象，更是呈現明顯對比，使得不幸感更加濃郁，你只要站在這個地方，就會有一種令人覺得所有不幸都沉潛在自己身體裡面的感覺。這樣的場景在一年裡面最為喧譁熱鬧的聖誕節會達到高峰，那是所有人都非常興奮飄飄然的年末，彼此都希望那一天會成為自己特別的日子。自從我開始從事這項工作以後，從來沒有感受過聖誕節所帶來祥和幸福的感覺，就連一次也沒有，這樣的幸福對我來說是如此遙不可及，聖誕節對我來說，不過是必須要堅持熬下去、年末辛苦艱難日子中的其中一天罷了。路上的行人帶著喜悅走在熙熙攘攘的街道上，而我穿越擁擠的人潮走進急診室，但我從來都沒覺得特別倒楣或是不想上班，反而有時還會自願在這樣的假日上班，反正就算在醫院外面也只是像屍體般睡死了，反正就連一次也都從未感受過幸福，那不如乾脆讓全身像是發了狂似的工作吧，在這樣特別的日子裡，就讓記憶像離弦之箭飛射出去，快速流逝、什麼都不留下還比較好呢。所以我今年也早早就在月初時自願在聖誕節值班，心想就讓自己目睹那一天的不幸，然後再回家好好睡一覺來度過這特別的一天吧。

就像平時一樣漫不經心淡然地穿越寒風上班的聖誕節早晨，不知道是不是因為街道上既乾燥又一片死寂毫無生機的街景，加上又寒風直吹冷颼颼的溫度，所以路上冷冷清清沒看到什麼人，我很快地就走過這一片空虛跨進了急診室的大門門檻，開始了聖誕節一天的工作。

◆

從早上開始，就有位踏進醫院門檻來的老奶奶喊著肚子疼，而且還是好幾個月前開始，漸漸越來越疼，只要一吃飯就得痛上好幾個小時，痛到動彈不得，可是因為沒錢所以也沒有到醫院看診，只有在藥局隨便買藥來吃。手頭實在不寬裕，連看病的錢都沒有，雖然藥局的藥吃了也好像沒什麼用，但比起不吃來得好，這也是沒錢之下不得已的辦法。比這些更重要的是，即使沒有去醫院，自己卻仍然還有呼吸這件事。

結果到了聖誕節當天，腹痛就跟雪球一樣越滾越大，劇烈的疼痛讓活著這件事對她來說，變得一點也不開心，不再是重要的事了，於是她被救護車送來我的眼前。忍到無法再忍的那一天終於還是來了，而且這一天是除了她以外，其他人都很幸福快樂的聖誕節。究竟她的肚子是有多痛，讓她痛到像顆球一般地蜷曲著身體躺在那邊，根本無法伸直腰桿，也完全沒辦法變換姿勢。那蜷曲成球狀的身影，就和她這段日子以來被痛症緊緊纏繞她全身的樣子，感覺相當奇異地一致。為了要幫她觸診，我的手朝她伸了過去，但是側著身躺著的她抵死抗拒並將我的手撥開，但無論如何我還是得幫他診療，所以還是用力地伸手過去壓了壓她的肚子，只是稍微施加壓力碰到了她的肚子，她馬上就發出尖銳的慘叫聲，並且這樣說：

「我沒有錢，因為我一點錢都沒有，所以請什麼都不要做。只要幫我打止痛劑就會好一點的，如果你碰肚子的話，肚子會非常痛，所以請不要摸我的肚子。醫生你也很清楚，只要是年紀大的話，不管是誰都會身體有病痛的啊，一直以來也都在忍耐著，年紀大了沒什麼是不能忍耐的，我什麼都可以忍得住。」

她再度阻擋我的手是如此地急忙卻又敏捷，她的眼角盡是滿滿的埋怨與警戒，所以不得已之下我只好放棄觸診，轉而說服她照電腦斷層掃描，和之前說些頑強抗拒的話不同，出乎意料地幾句話就說服她同意照電腦斷層掃瞄了，大概是因為束手無策的痛楚可以摧毀所有意志吧。

斷層掃描的結果極慘不忍睹，急性與慢性胰臟炎在肚子中糾結得亂七八糟，慢性胰臟炎是之前發炎狀況使組織變硬，急性則是新的發炎狀況，即是她的胰臟炎因為延遲就醫，而且拖得太久所以變成現在這樣的狀態，已經有一部分發炎了，在好之前又有其他部分一而再、再而三地反覆發炎，所以就造成她的胰臟有一半以上無法稱之為胰臟，不過就是一個痛症跟發炎狀況全都混在一起的肉團罷了。而且胰臟的位置就在腹腔前方，導致炎症馬上往腹膜擴散，沒有接受治療的炎症蔓延整個腹腔，讓腹腔狀況看起來非常地混雜凌亂。

就我所知，人體的所有內臟中，如果有發炎狀況的話，胰臟炎是最為疼痛的，它所引發的疼痛，別的內臟根本無法比擬，不管走路、呼吸、休息、吃飯、晃動到肚子、用手戳，都會讓肚子覺得痛，大概沒有一時半刻覺得肚子不痛吧。聽到這樣的說明，老奶奶只是淡淡地簡單回了一句：「年紀大了都會這樣，就讓我這樣死了吧。」

但是，她究竟如何忍受過來呢？到底，是怎樣忍住的呢？我無法得知死亡俯視照料的疼痛究竟是哪一種類型，我懷疑究竟有什麼理由，要讓人類去承擔如此巨大痛楚？究竟，為了幾塊錢，換來的是必須忍受痛苦的人生是值得的嗎？還有那要堅守的價值究竟是什麼？

◆

中午時分，又有一位抗癌多年，猶如風中殘燭的老奶奶被送來急診室，那沉浸在痛苦中的臉色就像是一枝劣等火柴般，又乾又瘦，彷彿一不小心，就會「喀擦」一聲弄斷骨頭。

在她的醫療紀錄上來看，已標示在醫學上沒有任何辦法可以救活她了，但就算不是醫生只要是一般人看到她那飽受折磨的模樣，都會不得不同意已經飽受苦痛折磨的她乾脆死了比較自在。

那一天是耶穌誕生在馬槽裡接受祝福的日子，急診室從早就因為各種不幸而陷入一片慘不忍睹的混亂，到處都充斥著受傷人們嘶啞的哀嚎聲，而我們必須最先反應與迎接這些吼叫又吵雜的不幸。她多年往來醫院，早就聽夠充分的說明了，也早在無論何時都可以死去的同意書上簽名。這癌症已然沒有治癒的希望，等到心臟停止的那一瞬間來到時，放棄急救的同意書，代表著她本人已經同意不再繼續活下去。而我身為行醫之人，對她，完全沒辦法執行醫學上的急救或是處置，因此這沉默安靜的不幸，成為我在眾多無法抗拒的事情的其中之一。

「奶奶，您應該清楚自己的狀況，對吧，我們已經說明過了，就如同奶奶同意的，我們只會給您止痛劑，其他任何處置都不會做喔。如果覺得止痛劑不夠的話，請再跟我們說一聲，現在還好吧？」

「是……現在……還……撐得……下去……」

她連牽動嘴角肌肉開口說話都顯得相當費勁吃力，聲音也幾乎發不出來，有氣無力，我必須將我的耳朵靠在老奶奶的嘴邊，才好不容易聽見她在說些什麼。老奶奶只是待在寂靜的角落，以沉默等待死亡不幸的到來，我將老奶奶的工作做收尾後，反射性地往像鬧哄哄菜市場的急診室跑了過去，打算阻擋那些急急躁躁的人們。

忙得昏頭轉向大約過了一小時了吧，護理師跟我說：

「老奶奶的狀況不是很好，好像快過世了。」

由於我必須報告並管理老奶奶去世的原因，所以再度回到老奶奶位在偏僻安靜角落的病床，那時，她的心跳與血壓狀況都相當不好，我使勁地壓了壓老奶奶的胸口說：

「老奶奶您還好嗎？您還清醒著嗎？還撐得住嗎？如果太累的話，要不要我再給您多打一點藥呢？還能撐下去嗎？」

此時，老奶奶的氣色已經和屍體沒什麼差別了，她非常、非常緩慢地轉過頭來，非常、非常慢地低下頭，點了一下，表示好的意思。但我並沒有幫她追加鎮痛劑，而是走出去幫一個因為玻璃瓶爆裂必須要縫合手臂的患者做縫合處理。一晃眼過了大約十多分鐘後，我正拿著針線一針一下穿梭在血肉之間，老奶奶去世了。醃漬在苦痛中好長一段日子的她，忍耐著我們一般人肯定會嚷嚷出口，說那是最大、最極限的苦痛，那就像死亡般的苦痛。直到生命的最後一刻，她都在忍耐著。

◆

晚餐時，父親和兒子兩人有些爭執，平時打零工做粗活的父親和正值反抗期的十四歲兒子總是對大大小小的事情意見不合，什麼事都可以吵。如果兩個男人使出全力大打出手，大概會把整個家都給掀翻，肯定沒有任何完好的東西留下。那一天聖誕節，父親打零工的活沒個著落，所以回到家中，一整天就坐在那裡，從早上開始就喝著酒，而且還喝了很多、很多，比平常喝得還要醉，想當然耳，兩個男人的爭執也比平常更加劇烈，今天父親手上抓著一把電吉他，十五公斤，如果抓著吉他琴頸，剛好一隻手就可以舉起。喝得醉醺醺的父親抓著琴頸，在空中揮舞琴身。十四歲少年瞪大著冒著熊熊烈火的雙眼，眼睜睜地看著那把沉甸甸的電吉他落在他的頭上，他的頭蓋骨被打個粉碎。

從小開始就已經習慣被打的兒子頂著碎裂的頭蓋骨被送進醫院，不發一語沉默地躺在病床上，醫護人員連床帶人將他推到電腦斷層掃描室，從電腦掃瞄照片上來看，大腦與頭部內側之間有塊黑色空氣的陰影出現，這是顱骨破裂後，大腦被外面的空氣通過時會出現的典型症狀，平常大腦內部是真空狀態，被吉他強烈撞擊之後，他的頭就像打開飯鍋蓋一樣被打開了。

如果腦部一旦有空氣跑進去就會產生劇烈的頭痛症狀，而且會有強烈的異物感，雖然腦部本身並沒有痛感神經，但是顯然因整體異常和顱內壓的變化而引起疼痛。其實我也只是聽說、看過而已，究竟腦子裡有空氣跑進去是什麼感覺，我也完全無法猜測，腦部被扭曲或是因壓力差異而被緊縮的那種不著邊際的感覺也只能靠著想像罷了，原來應該在真空狀態下受到良好保護的大腦暴露出來，產生氣腦症，一不小心就有可能發生炎症，造成腦部嚴重損傷；再不然因為腦部壓力異常可能會導致腦部萎縮，或是引起無法預測的出血，因此在這空氣自然消失之前，十四歲少年必須躺在加護病房裡堅持挺過劇烈頭痛，並且繼續施打抗生素。他的媽媽跑來後這樣說：

「醫生、醫生，我們說錯了，現在才知道那不是電吉他，其實是貝斯吉他。」

「不管是電吉他還是貝斯吉他，拿來敲腦袋的話會有多大差別嗎？狀況不會有任何改變，請立即填寫加護病房入住同意書。」

我對國中生附加說道：

「你會有劇烈頭痛，即使這樣，未來的日子很長啊，孩子，現在只要想著不管怎樣都要堅持活下去，在這加護病房裡沒有任何人會打你，也沒有人會欺負你。雖然這件事真的太殘忍，但就讓這件事成為你人生的轉捩點，我會幫你打止痛針，也會幫你用大量的抗生素減少大腦發炎的危險。我不清楚你的狀況所以很難給你忠告，但是要怎麼讓這樣的事情不要再發生，請你好好想想。」

◆

某天時間就像飛箭一樣快速飛逝，現在已經是深夜了，一個體格魁梧高大得像隻熊的男人走了進來，他只是站在那邊就讓整間診療室感覺都被擠滿了，他看來一點都沒不舒服的樣子，穩健地踏著步伐走了進來，把他那像熊一般巨大的手掌伸向我。

「在家喝燒酒喝一喝，無心之間把玩摸著手上的戒指，結果不知不覺手指開始腫起來，後來戒指不只拿不下來，還開始覺得手指很痛，醫生你可以幫我把這個拿掉嗎？」

他伸向我的那隻大手的無名指上，戴著一個又大又粗的白金戒指，就算他不說，也可以明顯看得出來左手粗大的五根手指中，和其他四根手指比起來，無名指顯得嚴重腫脹。不知道是不是他努力想要拿下戒指的痕跡，在戒指附近的肉被磨得紅腫，紅通通的手指現在幾乎就快要壞死了，但是白金戒指依然堅守自己的位置一動也不動。當我顯露出為難的表情，他就立刻問說：

「啊，這是很難解決的問題嗎？還是必須要找其他方法？」

「喔，不是的，既然已經到這邊了，我會盡量想辦法的。看來得把戒指剪斷才行，之後你可以把戒指熔掉再重新打戒指，這樣也沒關係嗎？」

「那就這樣辦吧，現在實在太不舒服了，只要能把這戒指拿掉，我這輩子沒有別的心願了。」

我聯絡了從來沒去找過，甚至連電話都沒聯絡過的警衛室，跟他們借可以剪斷鎖頭的老虎鉗。我穿著醫生白袍拿著大大的老虎鉗站在警衛室時，警衛用相當奇怪的眼神看著我，這麼說：

「這大半夜的，真是的，急診室裡真的什麼有的沒的事全都會發生呢。」

我穿著白色醫生袍，拿著大大的老虎鉗對那男人說：

「我是個醫生，並不是什麼剪鐵的人，其實這道具一輩子也沒用過幾次，可是在聖誕節來到這裡，我想你應該是相信我的。不管怎麼樣我都會幫你把戒指剪斷，我，不管怎樣都會想辦法的。」

在背景一片白的處置室裡，利用縫合線，我和那男人一句話都沒有說，各自埋頭做各自的事，花了三十分鐘以上的時間拿著巨大老虎鉗剪戒指，手都麻了，手臂也沒力氣了，脖子、肩膀都痠痛得要命。因為平時也沒什麼事情需要用這麼多力氣，所以肌肉痠痛的情況越來越嚴重，白袍也因滿身是汗溼了，他為了不妨礙意志堅決的我，相當有耐心地用力壓著自己的手指，忍耐著痛苦，看著他老實耿直的表情，內心覺得抱歉，手臂更是使勁地用力。

如果在急診室裡，主治醫生三十分鐘以上只專注在一件事情的話，就會累積非常多的患者，漸漸地這個空間充滿了叫喊聲，處置室的門已經被打開了好幾次，實習醫生們輪流送進來十多名患者的提醒事項。他們不知道他們等待的理由，是因為主治醫生正拿著巨大的老虎鉗在剪一枚戒指，實在很難想像一個醫生會做這樣的事情。

聽到三十分鐘內第十多次的提醒事項後，不得不暫時中斷剪戒指的大業了。我走出了處置室，將狀況變糟的患者的緊急提示燈關掉，做了簡單的指示，再度回去繼續剪戒指。那男人只是發呆地看著紅腫的手指和那剪到一半的戒指，傻楞楞地等著。再花了二十多分鐘左右，戒指幾乎成了粉末剪開了。我將戒指的碎片與粉末全都集合起來放進他的右手，他用像熊一樣魁梧的身軀向我鞠躬道謝，而我卻連回應的氣力都沒有，只是艱辛地用手勢回答他的謝意。

想要離開處置室時，伸手轉開門把，但因為力氣盡失，竟然轉不動，我再一次將兩手一起放在門把上艱困地轉動使力，才好不容易從處置室那笨重的鐵門裡脫困，在這段時間內，來到醫院的十六位患者正等待著我，那一雙又一雙的眼睛清清楚楚地同時看著從處置室走出、那筋疲力盡的我，那一雙又一雙埋怨的眼神與我的視線在空中交錯。

我趕緊幫那些在聖誕節裡來找我、連理由都不知道、只能等待著我的那數十位患者做緊急治療，有幾名患者顯得相當不耐煩，有幾位患者不分青紅皂白就大發脾氣，有兩、三名病患是真的非常不舒服。而我，已經沒有闔眼超過二十個小時了，治療超過兩百名患者，有兩名死亡，七名進了加護病房，畫面上我所治療的患者名單已經非常長了，那名單已經長到連我自己都不敢相信，那名單上的所有人全都是經由我的雙眼、我的雙手治療的患者，不管那結果是死了，或是沒有家屬陪同躺在加護病房裡，我都要為他們負責，並且幫他們治療。

整理著患者名單，夜已深，急診室的氣氛漸漸變得穩定冷靜下來，在聖誕節裡所經歷的肉體與精神上的疲勞席捲而來，我跨坐在護理站高大的椅子上，不知不覺頭就倒在醫療用的螢幕上不小心睡著了，從剪戒指的時候過度使用的手臂，到過於精神緊繃感到頭痛。不過才幾分鐘時間，實習醫生就拿著病歷表走了過來，小心翼翼地將我叫醒。

「患有膽道癌的七十一歲女性患者，從昨天就有感冒症狀所以來院……」

「如果狀況真的很不好的話，再來跟我說好嗎？膽道癌本來就是很糟的病，反正都是快死的人，感冒本來就會感覺很不舒服啊。」

我真的處於極度疲憊的狀況，竟然吐出這種神智不清的話，再度倒頭睡著了，不久之後馬上就看到那似夢非夢的情景，我看見了惡魔，沒辦法熟睡，那恐怖的場景實在太栩栩如生了。在熊熊燃燒的火焰中，那些凶惡的魔鬼們在我無意識狀態中昂首闊步走來，凶狠地對我嚴刑拷打，而且想必也會一直持續不斷地折磨著我。

責任始自夢境[1]，即使在夢中，我的責任感也在催促著我。我用力地睜開雙眼，跳了起來，雖然好像是做了一場很長的夢，但也不過才五分鐘而已，我雙拳緊握，滿頭冷汗，朝她飛奔過去，她的呼吸急促，全身冒著冷汗，將聽診器放在她的胸口一聽，立刻就聽到了清楚的「囉音」（又稱為水泡音，是指在胸腔器官聽到沙沙作響的聲音），體溫也很高，血壓下降，是今天突然發作的急性重症肺炎性敗血症。

到昨天為止她整個人都還好好的正常生活著，而且，若沒有錯過黃金時機、緊急送來醫院接受適當的治療，絕對不會一命嗚呼，但是症狀突然急遽惡化，我幫她治療時已經是失去意識的狀態，我立刻打起精神全神專注，大喊要人馬上拿來中央靜脈導管，立即為她施行所能做的所有處置，針筒幾次刺穿了她的肌肉，注射了幾針強效抗生素，確認各種指標，比較生命跡象，好不容易讓她重新恢復意識，她活下來了，曾經瀕臨死亡可能就此離去的她，沒有離開這個世界。

但是在這場慘劇中，如果我失去意識繼續沉睡，我很確信她會永永遠遠沉睡不再甦醒，是惡魔將我喚醒並救活她。啊，這些惡魔，總是永遠黏在我的身旁不知道離去，啊，這些令人厭

---

1 語出葉慈〈責任〉（一九一四）。

惡的惡魔與死亡。

◆

好不容易救活差點一命嗚呼的老奶奶後，那個大半夜裡又送來了一位頭破血流的二十多歲女子。她和同居男友為了慶祝聖誕節，兩人在家裡喝了整夜的酒，結果兩人一言不合吵了起來，男友竟拿起鐵鎚捶打女子，這些是一起過來的其中一個人說的，因為女子只是無意識地在床上抽動翻滾著，沒辦法開口敘說狀況。他竟然拿鐵鎚打人的臉，我的腦中閃過激烈的念頭，仔細地檢查受傷的部位。

正確地來說，被打的地方有三處，一處是她左側顴骨，所以她的左半邊顴骨和臉頰深深凹陷下去。另一個傷處是在她的右邊臉部，從她右邊眼球下方的顏面骨頭到嘴部上方有鐵鎚的痕跡，圍繞著鐵鎚痕跡深深地凹下去。因為這兩處傷口讓她整張臉顯得凹凹凸凸，嚴重不對稱，完全猜測不出她本來的面容，就像一顆被壓碎的馬鈴薯一樣。而最後一擊是在顱骨的中央，那裡就像把任何人都可以輕易弄裂的木頭放在地上，用鐵鎚使勁敲打一樣，顱骨中央有個圓形的凹洞，碎裂的顱骨朝著大腦刺了進去。診斷名稱為臉部複合性骨折，硬腦膜下出血及硬腦膜外出血、腦內出血、氣腦症，以及複合型凹陷顱骨骨折，診斷出多項複雜的病症。我將這一連串的診斷名稱輸入電腦，懷疑這一連串的名詞被賦予了什麼樣的意義，這看起來不就是臉和腦沒一處完好，通通被打碎嗎？

馬上就在電腦裡輸入了各種她所需要的處方，站我身邊調查此事件的女警將事情原委附加說明，說同居男子現在已經被逮捕到警察局了，但對我來說這是完全無用的情報，那個同居男子究竟是被逮捕，又或是被處以死刑一點也不關我的事，因為就算加害者受到了處罰，難道患者的顱骨就可以重新恢復平整，讓事情從沒發生過嗎？在我身邊的，永遠只有被害者，只有讓他們活下來，對我來說才是有價值的。

為了幫患者做緊急手術，因此脫光她的衣物，做術前的準備，腦子被打出血塊、臉看不出原貌扭曲變形的她，現在意識漸漸模糊，赤裸的身子仍然無意識地抽搐掙扎著。這樣的場景就像以前老舊電影裡曾出現的被當作祭品的女子，或是遭到殺人魔殘忍對待的場面一樣。她總是撥開想要幫她穿上褲子的護理師的手，為了要準備腦部手術，我不受影響地拿起剃刀，將她一頭長髮毫不留情地剃掉，但是因為她不停地扭動掙扎，一直割到她的頭皮，頭髮在血肉模糊的傷口與傷口周邊圍繞成一圈，像合成板被鐵槌捶打的顱骨更清楚地顯露出來，在碎裂的頭骨之間可以看見她的大腦，當她晃動腦袋時，腦髓也隨之彈跳，在一旁原本說要調查而幫被害者照相的女警，看到這樣的景象後，忍不住丟下相機，在一旁突然吐了出來。如此使得感染風險增高，造成非常嚴重感染問題，我生氣地大吼，管她是要調查還是要做什麼，通通都給我拿走趕快滾出去。就算我沒用這種方式趕她出去，那女警也用力摀著自己的嘴，從加護病房逃跑似的衝了出去，護理師把尿墊丟在地上將嘔吐物清乾淨。

插管之後，因為要手術所以幫她打了鎮定劑，她才因此躺平，我們無法得知她這輩子究竟能不能從鎮定劑中醒來，就將她送往了手術房。當最後一擊落在她的腦袋上，將顱骨擊碎的那一瞬間，已註定她不可能再回到原來的那個她了，再也回不去了。

「可是這個患者還很年輕，救活的可能性應該算高的吧。」我自己喃喃自語著，「雖然還是有很高機率成為植物人或是死掉。」這句話也代表著，她差不多已過了奈何橋。

直到太陽幽幽升起的凌晨，好不容易熬過聖誕節的我已經快要昏倒了，但還是打起精神，將前一天的病患狀況整理好準備報告。每天早上，我們都必須將值班那天和連假內來院的患者紀錄全部背好，並且做簡報，要撐過這一次的連假真的是太過於勉強艱苦了。離八點準時開始的簡報剩沒多少時間了，我帶著矇矓且神智不清的腦子，努力背誦這一連串的不幸。

黑夜逐漸褪去，隱隱約約中太陽升起，略帶淡藍色背景的急診室門被打開，踉蹌蹣跚的一對男女走了進來，說是在夜店喝了一整晚的酒，結果發生意外，問他們兩個是什麼關係，男子馬上毫不掩飾大大方方地說：「我們是彼此相愛的關係。」問他是何時認識的，「昨晚認識的。」他回答。檢視了兩人的病歷表，男子曾好幾次以暴力的被害者與加害者的身分被送來急診室，並且住院的紀錄；女子則是有過多次婦產科或是其他科別的住院紀錄。

短短時間內，他們在夜店裡彼此眼神交會而互相吸引，與一群總是在待在夜店混時間、把夜店當作在自己家、沒大沒小放肆狂妄的不良分子起了爭執，喝醉的這對男女邁著踉蹌不穩的步伐，躲避糾紛是非，為愛奮戰努力奔逃。但是實在難逃如來佛掌心啊，在不管怎麼躲藏馬上就會被發現的都市裡，要找出這對喝醉的男女是非常容易的。抓到他們的那群幫派分子，拿出不知道是從哪裡買來、相當毒辣的化學噴霧往他倆眼睛噴了過去，剎那間，這對男女眼淚直流，人更是搖搖晃晃，他們睜開那如同紅色火焰一般血紅的雙眼，萬分刺痛地痛苦難耐，痛得原地不停打轉，甚至跌坐在地上不停地哀嚎著。

「眼睛，就好像眼球被挖出來一樣。」

我的鼻子被昨夜的酒精與香菸味道狠狠刺穿，那味道和醫院固有的消毒水味道混合，成了一種刺鼻的嗆味。那味道與他們的慘樣，半爬半走來到這裡的他們，就像是找不到糧食而感到徬徨無措的殭屍一樣，像被感染般紅通通的雙眼，在不幸中呻吟哀嚎著，真的就像是找上我的怪物一樣。

拿著筆式手電筒朝著那四隻充血的眼睛稍稍看了一下，看不到有什麼特別的異物在眼睛裡，也只能用水大量沖洗並勸他們接受眼科治療，沒有幫他們做什麼特別的處理。離簡報的時間沒剩多少久了，簡單地指示用食鹽水沖洗眼睛，我就拖著如同殭屍的步伐進去醫務室了。在我身後，他們並肩躺著，用食鹽水沖刷著眼球。

在簡報時，我報告了聖誕節發生不幸而被送來急診室的人約有三百多名，這三百多個不幸，在簡報的螢幕中不過就只是文字罷了，既沒有字幕說明，也無法閱讀的苦痛。[2]我將這三百多名患者的狀況，每個人用簡短的兩句話向那些聖誕節在家中充分休息的其他人簡略地報告。

「……因為腹痛來診的患者，診斷為胰臟炎；膽道癌末期，死亡；頭部受創兩名患者，一名為鐵槌所造成，另一名為貝斯吉他所造成，兩名患者皆在加護病房；卡住拿不下來的戒指，剪斷了。共計兩名死亡。四名頭部破裂，三十五名縫合傷口，十二名送往加護病房。」

結束簡報之後，科長問我是否有向相關單位通報家暴案件，我支支吾吾地解釋著這本來就是很頻繁的暴力，孩子也幾乎都大了，母親也有一起來，隨時都可以申訴家暴案件，結果我因為遺漏通報而遭到究責。科長又追問最後來的那兩位殭屍，噴進他們眼裡的化學藥劑正確成分是什麼，我實在沒有時間連那部分都去了解，結果再度被狠狠斥責了一頓。不管在什麼情況下，我一定都會受到譴責，而這就是我昨天值班的成績表。

我腦子充滿著再不睡覺，我真的要瘋了的想法，快步地走出急診室大門。前一天原本雪白的積雪被人們來來往往的腳步踩得髒兮兮地，成了一地黑色爛泥，整條街道全都一片泥濘。

2〈非情聖市〉中「我的苦痛是沒有字幕，也無法被讀懂」的變形。（金敬注，《我是這世界上沒有的季節》，文學與知性，二〇一二）

「啊，原來昨天下雪了啊，聖誕節裡白色的雪……人們在雪中漫步一定很幸福吧。」我那快要昏迷又朦朧的意識一面思考著那我根本不可能擁有、也不了解的所謂的幸福，一面走在那片骯髒積雪泥濘的街道上。如果我就這樣睡著了，聖誕節就只會帶著那些不美好的回憶，然後就到第二天了吧。真想快點回家昏死般地睡覺。我踩踏的每一個步伐，都成了一步又一步的骯髒積雪，我的腳後跟就沾著那被眾人踩壓的灰黑積雪，帶著寒冷的溫度，一步一步走下去。

後記

我所寫的幾篇文章在人們間造成了話題，連續幾天文章一再被轉傳，身邊的人都在談論這些故事，其中不乏好評。回想當時的情況，似乎讓我產生了一些不值一提的自滿與驕傲，本來平常不怎麼打電話回家的我，帶著些許驕傲的心態打電話回家。母親當然說真是太好了，還說我是令她驕傲的兒子，最後說，務必，保重身體，希望千萬不要因為這件事把身體或心情搞壞了，就簡短地結束了這通電話，我那小家子氣的心，得意自滿，自命非凡。

到了久違的回家的日子，想要向沒事在房裡走來走去、要不就是坐在地上削著水果的母親炫耀一下自己的文章。「有詩人寫名為〈就連妻子也沒讀過的文章，母親看了呢〉的詩耶。」我就像平時一樣天南地北隨心所欲開口閒聊，並且拿了一篇頗受好評的文章給我的母親看，「我寫的文章現在很紅喔，還被很多人轉傳呢。」母親半跪坐在房間地上，沉默地讀著這些文章，不發一語，看母親沒什麼太大的反應，我又多拿了幾篇給她，但母親依舊維持著那個姿勢，也依舊默默不語地將這些文章讀完，沒有大力稱讚或其他反應，只是淡淡地說「看到這裡就好了。」結束了我的自豪，吃完母親削的水果後，我就回到自己的住處，兩腳一伸進入夢鄉。

兩天後接到母親打來的電話，那時我站在地鐵的月臺，正是列車轟隆隆進站的瞬間。母親問我最近過得好不好，如同平時她會問的問題，我也爽朗地回答我過得不錯，聽完我的回答，母親開始娓娓述說她藏在心中的話，「你給我看那些文章的瞬間，我只充滿著原來我將兒子推向死亡處境的罪惡感。雖然我也想過你的工作很辛苦，但是想到處在這些事情的你會變得怎樣，令我感到害怕。所以我擔憂得全身發抖，昨夜整晚都沒辦法睡覺。」仔細想想，醫療界的現實面，又或是他人的不幸，對您來說一點也不重要，文章中您那不成材的兒子每天跟屍體黏在一起，揮汗淋漓辛苦工作，總在不幸之中睜開雙眼，有時候摸不著頭緒感到徬徨無措，又總是籠罩在想死的衝動之中，這些文章對您來說，您是用這樣的角度在閱讀的。失眠睡不著的夜晚躺在漆黑的房間裡，您獨自一人感到徬徨，這樣想著「原來自己將自己的孩子推到不幸之中啊」。您下了一個我連想都沒有想過的結論。

我實在太輕率了，用這樣角度閱讀我文章的人，在這世界上也只有一位，從電話裡傳達出來的那一瞬間，緊握手機的那隻手顫抖著。想到母親因為過節幫我準備一桌熱騰騰的飯菜，打電話叫我回家吃晚餐，對我這個還沒長大不成材孩子說話，不禁喉嚨一陣酸澀哽咽。我會好好準備，回家真心誠意地打聲招呼，告訴您，我過得很好，而且為了您，未來也會平平安安過得很好。

ISSUE 27

雖然想死，但卻成為醫生的我：
徘徊在生死邊界的急診故事
만약은 없다 : 응급의학과 의사가 쓴 죽음과 삶, 그 경계의 기록

作者	南宮仁（남궁인）
譯者	梁如幸
副主編	許越智
責任編輯	蔡佩錦
執行企劃	林進韋
美術設計	兒日設計
內文排版	新鑫電腦排版工作室
董事長	趙政岷
出版者	時報文化出版企業股份有限公司 108019 台北市和平西路三段240號一至七樓 發行專線｜02-2306-6842 讀者服務專線｜0800-231-705｜02-2304-7103 讀者服務傳真｜02-2304-6858 郵撥｜1934-4724 時報文化出版公司 信箱｜10899臺北華江橋郵局第99信箱
時報悅讀網	www.readingtimes.com.tw
電子郵件信箱	ctliving@readingtimes.com.tw
人文科學線臉書	www.facebook.com/jinbunkagaku
法律顧問	理律法律事務所｜陳長文律師、李念祖律師
印刷	勁達印刷有限公司
初版一刷	2020年1月10日
初版三刷	2020年10月7日
定價	新台幣360元

時報文化出版公司成立於一九七五年，並於一九九九年股票上櫃公開發行，於二〇〇八年脫離中時集團非屬旺中，以「尊重智慧與創意的文化事業」為信念。

ISBN 978-957-13-8066-7｜Printed in Taiwan

雖然想死，但卻成為醫生的我：徘徊在生死邊界的急診故事／南宮仁（남궁인）著；梁如幸 譯. - 初版. -- 臺北市：時報文化, 2020.1｜312面；14.8x21公分. --（ISSUE；27）｜譯自：만약은 없다 : 응급의학과 의사가 쓴 죽음과 삶, 그 경계의 기록｜ISBN 978-957-13-8066-7（平裝）｜1. 急診醫學 2. 醫療服務｜415.22｜108021321